瑜伽健身教学与习练方法指导

刘远花　邢　玉 ◎著

中国书籍出版社
China Book Press

图书在版编目(CIP)数据

瑜伽健身教学与习练方法指导 / 刘远花, 邢玉著. -- 北京：中国书籍出版社, 2024.5
ISBN 978-7-5068-9888-1

Ⅰ.①瑜… Ⅱ.①刘… ②邢… Ⅲ.①瑜伽-教学研究 Ⅳ.① R161.1

中国国家版本馆 CIP 数据核字（2024）第 101131 号

瑜伽健身教学与习练方法指导

刘远花　邢　玉　著

丛书策划	谭　鹏　武　斌
责任编辑	成晓春
责任印制	孙马飞　马　芝
封面设计	博健文化
出版发行	中国书籍出版社
地　　址	北京市丰台区三路居路 97 号（邮编：100073）
电　　话	（010）52257143（总编室）　（010）52257140（发行部）
电子邮箱	eo@chinabp.com.cn
经　　销	全国新华书店
印　　厂	三河市德贤弘印务有限公司
开　　本	710 毫米 ×1000 毫米　1/16
字　　数	206 千字
印　　张	11.5
版　　次	2025 年 1 月第 1 版
印　　次	2025 年 1 月第 1 次印刷
书　　号	ISBN 978-7-5068-9888-1
定　　价	82.00 元

版权所有　翻印必究

目 录

第一章 瑜伽运动概述 ······ 1
  第一节 瑜伽运动的概念与起源 ······ 1
  第二节 瑜伽运动的发展与传播 ······ 4
  第三节 瑜伽运动的流派与特点 ······ 7
  第四节 瑜伽运动的健身价值 ······ 12
  第五节 "健康中国"背景下健身瑜伽的发展 ······ 14

第二章 瑜伽健身教学指导与发展建议 ······ 19
  第一节 瑜伽健身教学的原则与方法 ······ 19
  第二节 瑜伽健身的饮食与安全教学 ······ 28
  第三节 学校健身瑜伽课程的组织与优化 ······ 31
  第四节 健身俱乐部瑜伽课程的开设与发展 ······ 45

第三章 瑜伽健身入门教学 ······ 52
  第一节 场地、器材与装备的选择 ······ 52
  第二节 健身处方的制订 ······ 60
  第三节 心理准备与调适 ······ 63
  第四节 热身与放松 ······ 66
  第五节 基本姿势 ······ 74

第四章 瑜伽修习指南 ······ 79
  第一节 呼吸与调息 ······ 79
  第二节 冥 想 ······ 90
  第三节 收束与契合 ······ 96

第五章 瑜伽体式习练方法指导 …………………………………… 102
第一节 入门——初级体式习练 ……………………………… 102
第二节 进阶——中级体式习练 ……………………………… 129
第三节 深造——高级体式习练 ……………………………… 137

第六章 不同功效的瑜伽习练方法指导 …………………………… 140
第一节 以瘦身燃脂为主的瑜伽习练 ………………………… 140
第二节 以局部塑形为主的瑜伽习练 ………………………… 149

第七章 其他瑜伽习练方法指导 …………………………………… 157
第一节 瑜伽组合习练 ………………………………………… 157
第二节 瑜伽套路习练 ………………………………………… 162
第三节 双人瑜伽习练 ………………………………………… 166
第四节 办公室瑜伽习练 ……………………………………… 170

参考文献 …………………………………………………………… 176

第一章 瑜伽运动概述

瑜伽起源于印度,如今在世界范围内有着众多的习练者,同时瑜伽产业也保持着稳定的发展势头。本章将对瑜伽这项运动的起源做出详细研究,包括瑜伽运动的概念与起源、瑜伽运动的发展与传播、瑜伽运动的流派与特点、瑜伽运动的健身价值,以及"健康中国"背景下健身瑜伽的发展。

第一节 瑜伽运动的概念与起源

一、瑜伽的概念

"瑜伽"一词,是对印度古代梵文的音译,对应的英文是Yoga。在印度梵文中的释义是联结、驾驭和束缚,可以理解为意识与身体的联结,并最终达到合一的状态。瑜伽不仅是一套丰富的运动锻炼的技法,还是印度哲学体系之一,在印度文化中具有非常重要的位置。经过几千年的沉淀,瑜伽的内容和分支越来越丰富,而且也更加完善,在人们生活中也发挥出更多的作用。长期习练瑜伽不仅能够改善人们的身体形态、力量、耐力、柔韧等身体素质,而且对心理、情感和精神方面都具有积极的影响,是一种使身体、心灵与精神达到和谐统一的运动方式。瑜伽运动不分年龄、性别,只要采用科学的练习方法,都能获得一定的效果。因此学习和练习瑜伽的人是一个非常广泛的群体,且有不断扩大的趋势。

总之,瑜伽是一项有益身心的运动形式,尤其在激烈竞争和高速发展的现代社会,保持思维、心灵、身体以及感觉的联结是保证生活质量和身心健康的必要前提,在时间、精力和经济都比较有限的条件下,练习瑜伽是一个非常好的选择。瑜伽的哲学内涵还有助于人们在心理上、心灵上获得一定的纾解和调节。

二、瑜伽的起源

瑜伽起源于古代印度北部的喜马拉雅山地带,据记载已有5000多年的历史。相传古印度的修行者喜欢在大自然中修炼身心,他们通过观察大自然动植物的生命形态,学习模仿,发展出一系列的有益身心的锻炼方法,也就是瑜伽现在比较广为流传的"体位法"。

关于瑜伽的记载最早出现在《吠陀经》中。大约在公元前3000年时,瑜伽之祖帕坦伽利在《瑜伽经》中阐明了使身体健康、精神充实的修炼课程,这门课程被其系统化和规范化,构成当代瑜伽修炼的基础。帕坦伽利提出的哲学原理被公认为是通往瑜伽精神境界的里程碑。

而如今的瑜伽,已经发展成为一套适用于绝大多数人的运动、休闲、健身的方式,能有效帮助人们放松身心、协调心灵与身体。

(一)瑜伽史早期的重要人物

1. 瑜伽最早的宣扬者——哈朗亚嘎

哈朗亚嘎(Hiranyagarbha)是传说中的一个人物,史料中对其生平并没有详细记载。但在《吠陀经》《奥义书》和其他文献中,不同的哲学家都宣称哈朗亚嘎是第一个开创瑜伽修炼方法的人。

2. 引入内观的理念——佛陀

佛陀是佛教的创始人。他提出的内观和寂止的修行方法,对早期瑜伽的发展产生了重要影响。

(二)瑜伽史后期的重要人物

1. 瑜伽的奠基者——帕坦伽利

《薄伽梵歌》是第一本瑜伽典籍,《瑜伽经》是继《薄伽梵歌》之后另一部奠基之作,其作者帕坦伽利因此著作而被誉为"瑜伽之父"。

帕坦伽通过要义来传播瑜伽,对瑜伽的广泛传播产生了巨大的推动作用。帕坦伽利认为,只有艰苦的修行(业瑜伽)和深度的冥想才能使人从痛苦中解脱,获得最终自由。

2. 哈达瑜伽的传播者——斯瓦塔摩茹玛

斯瓦塔摩茹玛是瑜伽体位锻炼的开创者,同时也被认为是哈达瑜伽的集大成者,他开始了哈达瑜伽的广泛传播。另外,他还开创了瑜伽治疗的先河。

3. 把瑜伽带到西方世界第一人——斯瓦米·维帷卡南达

斯瓦米·维帷卡南达是第一位在印度境外教授瑜伽的印度哲学家。由于久居英美,因此他对东西方文化的传播发挥了重要作用。

4. 近代哈达瑜伽复兴者——克里希那马查

克里希那马查是近代哈达瑜伽复兴者,因此被认为是"现代哈达瑜伽之父"。他延伸了很多瑜伽体式,对现代哈达瑜伽的发展和研究起到重要作用。

5. 辅助瑜伽的现代开创者——艾杨格

艾杨格是广受西方瑜伽爱好者喜爱的瑜伽教练。艾杨格的哈达瑜伽理念更符合西方人对运动训练的习惯,他发展了现代辅助瑜伽,以运用各种器械增强习练者的能量以及减少耗能为主要特色。

第二节　瑜伽运动的发展与传播

一、瑜伽的发展时期

瑜伽的历史悠久,并且得到了充分的发展,不仅在印度设有许多专门研究瑜伽的学校,在其他国家也有专门的研究瑜伽的机构。根据瑜伽的发展特点,具体可以划分为以下六个时期。

(一)原始时期

瑜伽起源于公元前 3000—前 2500 年的印度。早期瑜伽的修行者们主要以密传的方式传承给弟子。经过时间的淬炼,瑜伽不仅是一套修炼身体的招式,而且还发展出原始的哲学思想,这对人们的学习有了更多的指导价值。瑜伽修行讲究静坐、冥想及苦行,这是古代瑜伽修行的特点。

(二)吠陀时期

公元前 1500—前 800 年,游牧民族雅利安人入侵,带来了婆罗门文化。其宗教经典《吠陀经》中首次提出了瑜伽的概念,将瑜伽定义为"约束"或"戒律",包括呼吸控制的内容,但无体式描述。这里主要将瑜伽视作一种自我约束的修行方式,且修习的目的更多的是对身体的练习,之后逐渐过渡到证悟"梵我合一"的宗教哲学高度。

(三)前经典时期

公元前 8 世纪—公元前 5 世纪,宗教经典《奥义书》中对瑜伽的记载还是强调这是一种可彻底摆脱痛苦的修炼方式,没有关于体式的描述。但这一时期,瑜伽开始发展出两个不同的派别,即业瑜伽和智瑜伽。

业瑜伽强调宗教仪式；智瑜伽着重对宗教典籍的学习和理解。

（四）经典时期

在公元前5世纪—公元2世纪，出现了两部经典的瑜伽著作，即《博伽梵歌》和《瑜伽经》。

《博伽梵歌》起源于《奥义书》，主要内容是关于与神的沟通方式，包括王瑜伽、奉爱瑜伽、业瑜伽、智瑜伽。

《瑜伽经》讲通过精神上的净化可以获得身、心、灵平衡的状态，它将瑜伽定义为一种抑制心念多变的修行方式。

（五）后经典时期

现代瑜伽在公元2世纪—公元19世纪迎来了它的蓬勃发展，在《瑜伽经》之后的经典都被称为后经典瑜伽。《瑜伽奥义书》有21部，其中最具代表性的有《瑜伽真性奥义》和《圣音奥义》。

在这些奥义书中，非常强调苦行的重要性，只有节食、禁欲，然后结合冥想、体位法，才能获得生理和精神的转化，才能达到梵我合一的境界。

（六）近现代时期

近现代，瑜伽得到了迅速而广泛的传播。各种有关瑜伽的著作与修习方法同时在市面上传播。与此同时，还分化出诸多瑜伽分支，派生出许多瑜伽学派。

在印度民族资本主义兴起的时期，瑜伽理念还是社会变革的重要思想工具，这同时也赋予了瑜伽新的内涵，推动了瑜伽的有力发展。

近现代以来，瑜伽越来越普及，不仅在印度，甚至在世界各国都拥有一众爱好者和传播者。和古代瑜伽相比，现代瑜伽的宗教色彩逐渐淡去，人们更多地以修身养性、增强体质、改善疾病等为练习目的，这也是西方现代瑜伽的雏形。

二、瑜伽在我国的发展与传播现状

（一）瑜伽传入中国与基本发展情况

公元 64 年东汉汉明帝梦见佛祖,后派人去西域取经迎法,瑜伽随佛教一起传入我国。当时印度的所有宗派都以瑜伽作为修行的实践法门之一,佛教也不例外。中唐以后,"瑜伽"一词多见于佛教论著中。宋元以后,瑜伽专称为"密宗",密宗僧被称为"瑜伽僧"。

20 世纪 80 年代,现代瑜伽传入中国,其代表人物是张蕙兰。当时的中央电视台几乎每天都有张蕙兰的瑜伽节目。她不仅声音甜美、面貌美丽,而且瑜伽技艺高超,为中国大众打开了现代瑜伽的大门。

近些年来,瑜伽在中国健身休闲产业中更是拔得头筹,各种瑜伽馆在大中小城市都得到较好的发展,尤其以北京、上海、深圳、广州等大都市最为突出。

（二）瑜伽在高等院校的开展与传播

瑜伽在高校的体育教学中也占据一定的重要地位。高校的体育教学不仅以发展学生的身心健康为目标,而且对培养学生调节情绪、缓解学业压力的能力也十分重视。瑜伽作为一项最初以修行为主要目的的运动项目,具有调节身心的作用。通过现代体育课程的教学,可以帮助学生掌握瑜伽的基本体位、呼吸法以及冥想的技术,只要加以练习,就能起到很好的缓解压力、平和心态、促进身心健康发展的功能。同时,坚持练习冥想的同学,还能有效调节注意力和意志力,能够清除内心杂念,平抑胸中的不快,养成豁达开朗的价值观,能够以积极的心态面对生活与学习中的困难,这对学生的全面成长具有很好的影响作用。

瑜伽运动具有时尚化、娱乐化、生活化、社交化以及多样化等特征,并可以达到全面提高学生身体素质的目标要求,因此在高校颇受学生们的欢迎。

第三节　瑜伽运动的流派与特点

古老的瑜伽运动经过几千年的发展和演变,尤其经过东西方文明的交融与碰撞,如今已经发展出诸多流派。不同流派有着不同的特点,这些是瑜伽文化丰富内涵的组成部分。

一、瑜伽的流派

通过不同的分类标准,可以将瑜伽分为不同的类别。比如,从哲学观点出发,瑜伽可分为因明论派、胜论派、数论派、弥曼差派和吠多派;按发展时期的观点来看,传统的古典瑜伽包括智瑜伽、业瑜伽、奉爱瑜伽、哈他瑜伽、王瑜伽、昆达利尼瑜伽六大体系。

（一）智瑜伽

智瑜伽强调的是培养人的知识理念。这里的知识与我们通常所指的科学知识、文化知识不同,它强调的是通过瑜伽的修炼,能够促进练习者透过生命和事物的外在表现来体察和理解其内在本质,最终获得无上智慧。

（二）业瑜伽

业瑜伽的"业"是指行为。在业瑜伽的理念中,行为是生命的第一表现,人的一切生命活动是各种行为的组成,包括最基本的饮食、起居、劳作、语言和其他生命活动,这些行为体现了生命的内容。业瑜伽还提倡将精力集中于内心世界和精神活动,通过内在修炼实现对行为的引导和完善。因此,在业瑜伽的练习中,包含许多克制和苦行,它的主旨就是"历尽善行、执着苦行、净心寡欲",以此来达到提升修炼者的精神世界和行为的目的,最终实现"梵我合一"的境界。

（三）奉爱瑜伽

奉爱瑜伽讲究"奉献"，因此练习奉爱瑜伽时特别强调奉献爱，传达神的爱意，并认为爱是神的化身。因此在奉爱瑜伽的练习内容中，有祈祷、礼拜和各种仪式。练习者信奉将自己奉献给神，包括自己的情绪、精神都转变为无条件的爱。奉爱瑜伽有很浓重的宗教色彩，人们修习奉爱瑜伽时非常强调满足精神上的需求，类似一种宗教上的归属感。唱圣歌构成了奉爱瑜伽的主要内容。

（四）哈他瑜伽

"哈他"是音译，其中"哈"是指太阳，"他"是指月亮。"哈他"即代表着男与女、日与夜、阴与阳、冷与热、柔与刚，代表着阴阳的互动与平衡，追求和谐共处的意涵。可以用一句话来概括哈他瑜伽的精神内涵：健康的心理存在于健康的体魄。在哈他瑜伽的理念中，人体既是精神的，又是肉体的，且两套体系并存。因此，哈他瑜伽重视身心的同时修炼，认为这是获得健康体魄和纯净的心灵必经之路。哈他瑜伽的练习内容包括瑜伽姿势、洁净功法、调息法、冥想等诸多瑜伽技术，如控制身体和呼吸，进而促进身体各项机能的健康和有序运转，从而使心灵获得宁静、祥和。

（五）王瑜伽

与哈他瑜伽重视体式和制气的练习相比，王瑜伽更加强调意念和调息。在练习王瑜伽时，习练者通常会以比较简单的莲花坐等体位法进行冥想，而那些非常严格和复杂的体位法基本上被替代了，这恰好体现了王瑜伽更追求精神意念的修炼，而轻体位法等身体的修炼。另外，王瑜伽提倡瑜伽的八支分法，即禁制、尊行、坐法、调息、制感、内醒、静虑、三摩地。可见，王瑜伽非常注重对精神的训练，而不强调体式训练。

（六）昆达利尼瑜伽

昆达利尼瑜伽又称为蛇王瑜伽。它关注人的自我认识，强调自我更高觉知的体验。它将体式、呼吸、冥想、唱颂融为一体，开发人的创造潜力，使练习者达到梵我合一的境界。

二、瑜伽八支分法

瑜伽的修炼需要循序渐进才能体验到效果,因此一般将瑜伽的修持分为八个阶段,称为"八支分法"。

(一)持戒

持戒是对练习瑜伽的人的行为给出的明确要求,更准确地说是约束,而坚持这样的戒律是修行瑜伽的第一步。这些节律包括不杀生、诚实、不盗、不淫、不贪等。通过对行为的管理进而使练习者提升自我道德感,这样在练习瑜伽时才会内心平静,不受各种杂念的干扰。《瑜伽经》中指出,在做瑜伽练习前,要先进行充分的道德修养,这是瑜伽修习的重要组成部分。

(二)内制

内制指的是对内心的要求。为了达到改善内在环境的目的,要求人们要努力遵守一些道德准则,进而对自身行为也具有相应的规范作用。内制首先是"清净",即身体和内心都要清净;其次是知足,即满足自身拥有的,而不求分外之物;再次是苦行,是指练习中要能忍受饥、渴、寒、暑、坐、立等痛苦,遵守斋食、巡礼、苦行等誓戒;最后是读诵,即悉心学习经典、念诵圣音等。

(三)体位法

体位法是瑜伽的基本练习内容,尽管一些更强调精神修炼的瑜伽流派并没有要求习练者掌握高难度的体位法,但是最基本的莲花坐、吉祥坐等体位也是日常的练习内容。体位法的练习要做到身体平稳、精神放松,能够长时间地保持身体姿势。因为对于瑜伽习练者而言,保持这些体式并不会觉得困难,反而会给身体带来健康、轻盈的感觉,同时内心也是宁静和舒畅的。

（四）调息

调息是指在练习中对呼吸的调整和控制。瑜伽练习非常注重配合呼吸进行。在训练中，教练在指导每个动作的同时，都会指出此时应吸气还是呼气或者闭气。

（五）制感

制感的"制"，是指抑制，即练习时应关闭各种感官，完全置于心的控制之下，这样有助于练习者将对外在的关注转变为专注于内在。制感的练习可以逐渐让人学会控制心神，不会分分秒秒都被外界所牵制，不会被动地对外在刺激产生感觉，而是能主动控制注意力。

（六）执持

执持在制感的基础上，又提升了一个难度，即不仅要控制注意力，不被外界所打扰，还需要能够随着意识的指引而专注于具体的身体部位，如肚脐、手指、眼睛等，也可以专注于某一具体的外界对象，如茶杯、树叶、月亮等。执持也是进入冥想的初始步骤，它能让人自如地管理自己的注意力。

（七）冥想

冥想也称为禅定，是瑜伽练习中十分的重要一种方法。在冥想的时候，人们内心平静，能做到让心专注于一处，并与所专注的对象相统一，达到主客体相融合的境界。在冥想练习中，人不会受情绪的干扰，意识保持长时间的集中，因此能逐渐从对事物的表面认知，转变为能够更为深刻地看到表层之下的本质。

（八）入定

入定即三摩地，《瑜伽经》中定义为"只有冥想的对象存在，对自身的知觉消失"。三摩地又分为两种："有想三摩地"和"无想三摩地"。前者指达到三摩地后，仍然带有一定思虑情感的状态；后者指心的一切变化和作用都已经断灭,完全达到与专注对象合一的状态,即瑜伽的最高境界。

入定是瑜伽修炼中极高的境界,只有经过长时间的练习并具有较高悟性的人才有可能做到。但是,入定仍是众多瑜伽练习者努力追求的目标,他们愿意通过刻苦练习最终得到至高至上的终极体验。

三、瑜伽运动的特点

（一）形式灵活,简单易学

瑜伽主要是通过一系列的体式、呼吸、冥想等组成的运动形式,这些练习内容灵活,练习者可根据自身情况选择最适合自己的难度进行练习。而无论是体式、呼吸还是冥想,都能起到促进人们身心健康的效果。比如,坚持体式练习能显著缓解某些身体的不适,尤其是久坐的学生、上班族等,腰背部肌肉僵硬,甚至会有骨质增生等现象,通过一定时间的瑜伽练习就可以明显见效。而冥想更是能帮助人们调节情绪、缓解焦虑,使内心获得宁静,维护人由内到外和谐统一。瑜伽的呼吸法帮助人们放松解压,可以在短时间之内调节人们紧张和不安的情绪等。

总之,瑜伽的练习是以练习者的需求为核心而展开的,使练习者可以采用简单易学的方式来缓解不适、提升健康水平。

（二）内容丰富,受众广泛

瑜伽有多种流派和习练内容。就目前市面上比较流行的瑜伽教学与习练的种类来看,有哈他瑜伽、阿斯汤加瑜伽、艾杨格瑜伽、普拉提瑜伽、高温瑜伽、空中瑜伽、纤体瑜伽、流瑜伽、阴瑜伽、孕妇瑜伽等形式,以上每种瑜伽都具有各自的特点,能够适合不同人群的需求。人们可以根据自身的情况和诉求,选择适合自身的类型来学习和练习。

（三）起步简单,安全方便

瑜伽运动另一显著优势是对所有人都适用,几乎没有门槛。首先练习瑜伽几乎不需要什么设施设备,也不需要特定的空间,因此经济成本很低。当然，经济条件允许的人群，可以去瑜伽馆，请专门的瑜伽教练指导，而没有这笔预算的人群，使用一部智能手机就可以居家练习，而且时间灵活，没有交通成本高，非常方便。因此，无论男人、女人、老人、儿童，无论经济条件如何，都可以选择一个适合自己的练习方式，而且不会给人带来任何情感、时间以及经济上的压力。

同时，和竞技类运动相比，瑜伽相对舒缓、安全，只要严格按照指导进行，能有效避免出现运动损伤的现象。

第四节　瑜伽运动的健身价值

现代瑜伽之所以能够在全世界都得到广泛的传播，主要是因为它能带给习练者显著的健身价值。

一、瑜伽运动促进身体健康的价值

（一）缓解身体僵硬和疼痛

瑜伽练习对长期积聚的病痛也有缓解作用，尤其是腰部、颈部，以及由于长期缺乏锻炼和保持单一姿势而导致的身体僵硬，都可以得到很好的改善。

长期疲劳和不良体式是造成身体疾病的原因之一，此外还有精神上的负面影响，也会反映在机体健康上，而瑜伽的练习是体式、呼吸和冥想结合进行的，因此对放松精神、缓解病痛极为有效。

（二）提高各项生理素质

瑜伽是一项综合的运动方式，坚持练习瑜伽可以提高身体的各项生理素质，比如改善身体机能、提高免疫力、增加身体的灵活性等。通过瑜伽体式、呼吸和冥想的配合，能够增强肌肉的质量，提升骨骼发展。另外，瑜伽的呼吸练习对呼吸系统及心血管系统也具有积极影响，可以降低心脑血管疾病发生的概率。进而,还有助于促进人体的消化系统和血液循环系统的加强。当然,不同的练习者会收获不同的练习效果,因为每个人的身体素质基础不同,练习时投入的程度也不同,但是无论怎样,只要能坚持一段时间的瑜伽练习,就会发现自身的生理素质得到了提升。

二、瑜伽运动促进心理健康的价值

（一）缓解压力、改善情绪

和其他竞技类运动项目相比,瑜伽在运动形式上就给人舒缓、放松的感觉。在练习时,伴随着对呼吸的控制,能够让习练者逐渐放松心灵,让紧绷的精神暂时松绑,只专注于当下自己的一呼一吸以及每个动作是否到位。当僵硬的肌肉被一点点地拉伸,变得松弛而柔软,疼痛感消失,人的焦虑和不安也逐渐淡去,换来的是宁静的内心和放松的心情。于是,整个人从僵硬、僵持、焦虑或者抑郁变得松弛、温润,而且会由内而外地感到轻松和惬意。

（二）保持健康的人际关系

通过瑜伽运动,能够有效缓解人们的精神压力,促进良好人际关系的保持。

首先,一切健身活动都能促进身体分泌一些有益身心激素,经科学证明,运动后人体产生的多巴胺可以让人产生欢快感,因此许多人将多巴胺称为快乐激素。

其次,当人感到身心愉悦时,就会放下生活中的一些琐事,这对改善人际关系也是一种促进。

最后,完成一组瑜伽练习后,不仅会让人感到身体得到舒展,心情获得豁然,而且也会有轻微的成就感,这也是一种正向情绪。

第五节 "健康中国"背景下健身瑜伽的发展

在"健康中国"背景下,瑜伽运动在我国的发展迎来了历史性机遇。作为一项适应性广泛的运动形式,瑜伽在促进群众加强日常锻炼、提升身体素质方面具有许多优势。为了响应国家的关于《中华人民共和国国民经济和社会发展第十四个五年规划和2035年远景目标纲要》的号召,社会各界都积极行动起来,高校增设瑜伽课程,培育瑜伽教师,企业也大力开展各项便民的健身服务场所,尤其瑜伽在众多健身馆中表现突出。

一、健身瑜伽行业的发展现状

(一)市场发展迅猛

自从瑜伽在国内得到认识和普及之后,这股热潮始终热力不减。在政府提出的"健康中国"的背景下,健身瑜伽更是得到政策的扶持以及资本的注入。在2020年中国体育产业报告中显示,健身休闲产业在2019年增值达到831.9亿元,涨幅达542.9%。随着用户群体健康意识的提升以及瑜伽服务与理念的进一步普及,在课程与服务的价值驱动下,中国瑜伽行业将继续稳步发展。

(二)政策日趋完善

健身瑜伽在我国的良好发展态势与政策的支持和日趋完善不无关系。作为一种带有神秘色彩的外来运动形式,以及早期张蕙兰瑜伽在国内的宣传和普及,人们普遍对健身瑜伽持有积极的态度,并把瑜伽作为自己健身活动的首选。

作为一项新兴的运动项目,国家相关部门对健身瑜伽提供了大量政策支持,并不断完善技术体系、竞赛规则和段位制度。这使得健身瑜伽在国内的发展具有体系化发展的优势。在"健康中国""全民健身计划"的背景下,广大民众都积极响应国家的号召,开始陆续走出家门从事各项体育运动,其中瑜伽的市场反应最为热烈,因为它对任何年龄和运动水平的人都很包容,只要你投入时间和努力,就会收获成绩。在政策的大力扶持和市场的良好反应下,这一态势逐步形成正向循环。国家对健身瑜伽行业的发展也十分重视,不断给出新的指导意见,推动全民健身的快速发展。在这一过程中,为我国健身瑜伽的可持续发展创造了更为广阔的空间。

(三)课程创新加快

瑜伽课程除原来传统的哈他瑜伽、流瑜伽、阿斯汤伽和艾扬格瑜伽以外,为了满足大众的多元化健身需求,又先后开发出了具有减脂塑形、产后康复、肩颈理疗等功效性的瑜伽以及更为创新的空中瑜伽等特色课程。这与年轻人希望通过体育锻炼以获得多元发展的诉求十分吻合。除了健身之外,年轻人还希望在健身活动中结交新的朋友,扩大自己的社交圈,而根据不同健身需求设计的瑜伽课程,使这一需求也能在一定程度上得到满足。由于人们具有相同的目的和相近的兴趣,因此对坚持瑜伽训练也起到一定的促进作用。

总之,伽课程的多元化演变,对推动健身瑜伽的发展,以及培养人们的瑜伽兴趣具有直接作用。

二、健身瑜伽可持续发展面临的困境

尽管健身瑜伽在我国的发展势头良好,但是不可否认的是,其在可持续发展方面仍存在一些现实问题需要解决。

(一)市场管理有待优化

在国家政策的扶持和指导下,我国健身瑜伽迎来了快速的发展,市场竞争十分激烈,但相应的市场管理还没有发展起来,这就造成了无序竞争的局面。

为了化解这一现实问题,相关部门应尽快出台健身瑜伽的管理制度,避免低级竞争和无序竞争的恶性事件发生。比如瑜伽行业的头牌"梵音瑜伽"就因盲目地快速扩张,通过预售收取会员费,然后再用这笔资金维系旧店的运营,陷入了巨额债务的危机,最终,瑜伽品牌轰然倒塌。

（二）基层瑜伽覆盖面受限

也许是由于瑜伽的运动形式比较柔美，所以更加吸引女性爱好者，也因此在社会大众中形成一种刻板印象，即健身瑜伽是女性的运动。然而通过追踪溯源可知，印度的经典瑜伽的发明者和突出贡献者几乎是清一色的男性，只不过现代人对瑜伽有一些误解而导致产生了这种认知偏差。

在我国，少儿瑜伽、男性瑜伽、老年瑜伽项目的开展并不乐观。因此，应该从宣传角度改变这一局面，对基层大众进行瑜伽普及，消除误解，让大众真正认识和了解瑜伽的作用，从而让更多的人加入进来，使健身瑜伽行业得到更为全面的发展。

（三）瑜伽行业人才稀缺

随着健身瑜伽馆在全国范围内的崛起，相对的，行业内真正有资质的瑜伽教练却明显不足，于是，很多培训机构就聘请一些能力有限的瑜伽习练者作为老师。由于师资力量不过关，严重损害了健身瑜伽行业的健康发展。

（四）场馆课程体系欠缺

现代瑜伽传入中国已有三四十年的时间，但是真正具有体系完整课程的瑜伽教学场馆少之又少。具有10年以上瑜伽教练资质的人更是异常稀缺。一些瑜伽场馆为了吸引消费者，不停地设计出新颖的、具有创新色彩的健身瑜伽课程，但是这些课程的开发明显地欠缺体系化，大多都是针对一些消费者的需求而仓促设计的。尽管在表面上满足了消费者多元的健身需求，然而其内里不经推敲。

总之，大多数瑜伽馆的课程缺乏体系且同质化严重，这对健身瑜伽的可持续发展是一个不容忽视的缺陷。

三、推进健身瑜伽可持续发展的策略

（一）政府与行业协会协同治理

随着健身瑜伽项目的快速发展，进一步加强健身瑜伽行业的标准化、规范化、科学化建设，建立全面、科学、权威的健身瑜伽理论知识、技术标准及行业规范迫在眉睫。

一方面，要切实保障治理主体履行职能。政府相关部门应通过制订操作性较强的行业规范政策，完善健身瑜伽市场的法律监管体系，来保证瑜伽场馆能如实履行自己的职责，让消费者可以享受到应有的服务，避免出现瑜伽馆的跑路事件。

另一方面，要构建健身瑜伽行业多主体协同治理模式。瑜伽协会是在健身瑜伽社会治理中不可缺少的，体育管理部门要加强对各省市的瑜伽协会管理，督促瑜伽协会肩负起规范当地瑜伽场馆的运营以及审查瑜伽老师从业资格的任务。为了促进当地健身瑜伽行业的健康发展，瑜伽协会要发挥引导和促进行业自律的作用，瑜伽协会要有严格的市场培训机构准入制度，同时组织相关的体育场馆、服务营销、金融等方面的课程，帮助瑜伽馆主更好地运营场馆，实现健身瑜伽的健康可持续发展。①

（二）区域协会助推基层瑜伽

体育总局在 2023 年 3 月 8 日印发的《2023 年群众体育工作要点》中明确指出，加强科学健身指导，大力推动全民健身与全民健康深度融合，引导、支持社会各方面研制适合不同年龄人群、不同场景的科学健身方法，深入基层、深入群众，举办不同形式的科学健身大讲堂，引导广大群众主动健身、科学健身。

助推基层健身瑜伽的发展，可以从"让瑜伽走进社区"来开始。社区是人们赖以生活的最核心的区域，如果能在社区建立起成熟的健身瑜伽场所，那么将会极大地促进广大社区居民投入到健身瑜伽运动中来。社

---

① 张文豪，陶宁飞，贾凤阳. 健康中国背景下健身瑜伽可持续性发展的现实困境与推进策略 [C]// 国际班迪联合会（FIB），国际体能协会（ISCA），澳门体能协会（MSCA），中国班迪协会（CBF），中国无线电测向和定向运动协会（CRSOA）.2023 年首届国际体育科学大会论文集，2023：4.

区居委会与其他相关部门要负责社区长期开展健身瑜伽活动的相关问题，瑜伽行业协会、社会体育指导中心和体育类高校要肩负起在基层传播瑜伽健康理论知识和指导居民正确练习瑜伽的重任，提高大众对瑜伽的正确认知，尤其是让更多的中老年人了解瑜伽、认识瑜伽、练习瑜伽。这不仅丰富了他们的生活内容，而且对提升其身体素质，预防和控制基础疾病都具有明显好处。

（三）高校加强瑜伽人才的培养

瑜伽行业协会还要积极与各大高校合作，认真培养具有潜力的瑜伽人才。不仅要加大高校健身瑜伽相关课程的研发力度，培养学生的瑜伽技能，还要拿出对人才综合能力培养的切实可行的计划和方案。瑜伽本身具有深厚的文化底蕴，不仅需要学生认真学文理知识，不断地丰富视野，还要求学生对瑜伽有发自内心地热爱，并对教育事业有激情，这样才符合未来优秀瑜伽教练的标准。

（四）场馆完善课程体系构建

瑜伽健身会所要找准自身的定位，要有创新性服务，区别其他同质化的场馆，细分瑜伽市场，选择适合自身定位的目标人群，提供定制化服务。例如，对于亚健康状态的群体，就需要制定相对安静的、缓慢修复型的瑜伽方案。场馆应该培养客户适合自己的练习方式，并开设相关的疗愈课程，引导会员注重身心素质的全面发展，以提高心理素养。

第二章 瑜伽健身教学指导与发展建议

近年来随着瑜伽热持续高涨,这项运动也逐渐进入高校和健身俱乐部,成为主要课程之一。高校和俱乐部开展瑜伽教学时,都需要坚持科学理论的指导,遵循科学规律,从而提高瑜伽教学的科学性和实效性。当前,无论是高校瑜伽课程教学,还是健身俱乐部瑜伽运动的开展,都存在一些问题,教学模式和管理机制有待完善,需要进一步改革与创新。对此,本章在分析瑜伽健身教学理论的基础上,针对学校瑜伽教学改革和健身俱乐部瑜伽课程的开展提出了一些建议与策略。

第一节 瑜伽健身教学的原则与方法

一、瑜伽健身教学的基本原则

瑜伽健身教学的基本原则如图 2-1 所示。

(一)兴趣原则

在瑜伽健身教学中,要格外重视学生的兴趣表现。一般而言,学生对外界充满好奇心,愿意探索新奇的事物,兴趣是他们最大的动力。但是由于每个学生都具有一定的天性差异,所以他们可能喜欢不同流派的瑜伽运动,这就需要教师在调动学生兴趣爱好、尊重学生个人兴趣的基础上,根据学生的兴趣爱好进行教学,这有助于充分调动学生学习的积极性和主动性。

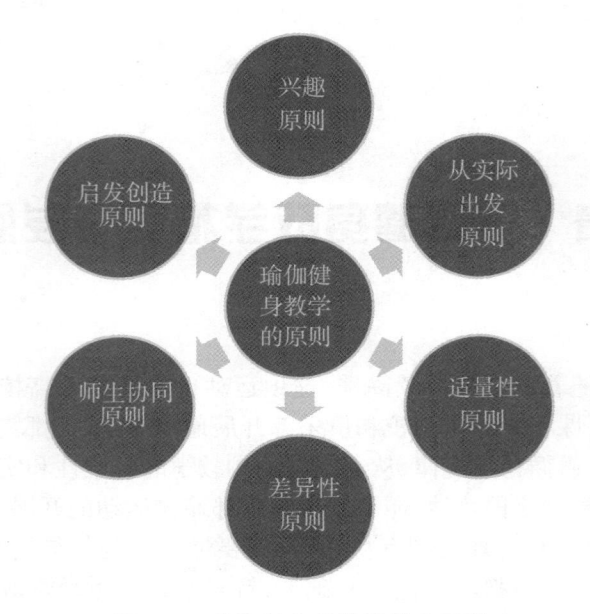

图 2-1　瑜伽健身教学的基本原则

（二）从实际出发原则

从实际出发原则是指教师在开展瑜伽教学时，应该根据实际情况灵活地安排对学生发展最为有利的瑜伽健身内容。比如，按照教案的安排，一节课有几个简单的体式，但是如果学生对该动作都已经非常熟悉，失去新鲜感和热情的话，教师就应根据实际情况迅速作出相应调整。例如，通过增加或降低难度、调整体式教学内容、变化教学方法等方式进行相应的变动与创新，选择最能激发学生参与热情的瑜伽教学内容或方法进行教学。因为只有学生全身心参与，才能取得良好的教学效果，真正使学生受益。

（三）适量性原则

适量性原则是指在瑜伽教学中有意识地控制练习时间、强度和密度，防止运动不当造成学生过度疲劳或受伤。一定要在安全的前提下进行教学。在运动负荷的安排中应遵循适量性原则，防止学生过度疲劳或过度兴奋，以免影响身心健康。瑜伽健身的形式、内容、运动负荷都要符合适量性要求，在教学过程中具体要注意如下几点。

第二章　瑜伽健身教学指导与发展建议

1. 合理调节负荷、节奏

根据学生的认知能力，一般在课堂教学前半部分可安排有一定认知难度的内容，比如新的或较难的体式动作，而后半部分则可以安排一些难度较小或带有复习性质的内容，比如呼吸、冥想或放松活动。这样既保证了学生可以学习新内容，同时难度又不会过大，可以避免导致学生产生畏难情绪。从学生的情绪来看，应遵循循序渐进的原则来安排运动负荷，如果一开始就安排让学生情绪过度兴奋的内容，则会影响新体式动作的学习和掌握。因此，可以在后半部分适当地让学生释放情绪，自由练习。

2. 科学安排时间

在瑜伽教学过程中，教师要对教学时间有合理的把握，讲解和示范时间的比例要适当。如果时间太短，学生还不能完全理解；如果时间太长，学生的注意力容易转移。

3. 课前做好准备工作

瑜伽课主要是在室内进行，因此要提前布置场馆环境，准备瑜伽教学器具和设备，确保场地设施的良好供应和能够充分满足教学需要。这些都要求教师在课前做好充分的准备工作。

（四）差异性原则

差异性原则是指瑜伽教师在瑜伽教学和健身指导过程中要充分考虑学生的个体差异。因为学生体质健康水平、运动基础、学习能力等存在差异，所以不适合采用一刀切的教学方法。瑜伽教师要根据学生的个体差异程度采取不同的教学方法，对不同水平的学生进行不同的指导，做到因材施教。这就要求瑜伽教师要具有丰富的教学经验，对学生的身心发育规律、体质差异、瑜伽基础水平差异有一定的了解，并能够敏锐地观察每个学生在瑜伽练习中的表现，进行适时的、正确的引导。

（五）师生协同原则

在瑜伽教学中，教师的教与学生的学密切相关，相互影响，相互作用，整个教学过程也可以看作是教师与学生频繁互动、协同完成教学任务的过程。鉴于瑜伽教学的这一特征，在瑜伽教学中贯彻师生协同原则就变得非常重要。在瑜伽教学中，既要承认与尊重教师的主导地位，也要高度重视与尊重学生的主体地位，瑜伽教师发挥的主导作用与学生主体的能动性要相互促进与协调。此外，还要特别强调学生发挥主观能动性对提高教学效果的重要性。

在瑜伽教学中贯彻师生协同原则，要做到以下几点要求：

（1）瑜伽教师与教学对象之间要建立良好的关系。

（2）瑜伽教师要使学生掌握适合自己的学习方式，将其学习的主动性与积极性调动起来。

（3）教学生动有趣，氛围和谐活泼，师生互动体现出民主性。

（4）师生平等对话，提高互动质量。

（六）启发创造原则

在瑜伽教学中，教师不仅要传授瑜伽基础知识、体式动作，培养学生的瑜伽文化素养与身体运动能力，还要开发学生的智力，培养学生的意志品质，丰富学生的情感，提升学生的创造力。想要完成这些培养目标，就要贯彻启发创造原则，在教学过程中创设情境，设计问题，鼓励学生自主思考，独立或合作解决问题，这也是素质教育的要求。

在瑜伽教学中贯彻启发创造原则，要做到以下几点要求：

（1）将学生的学习动机和热情激发出来，培养学生探索与创新的积极性。

（2）将培养学生的思维能力作为教学目标之一。

（3）设置适宜的、能够启发学生自觉思考的问题情境。

二、瑜伽健身教学的主要方法

瑜伽健身教学的方法主要分为三种类型，如图 2-2 所示。

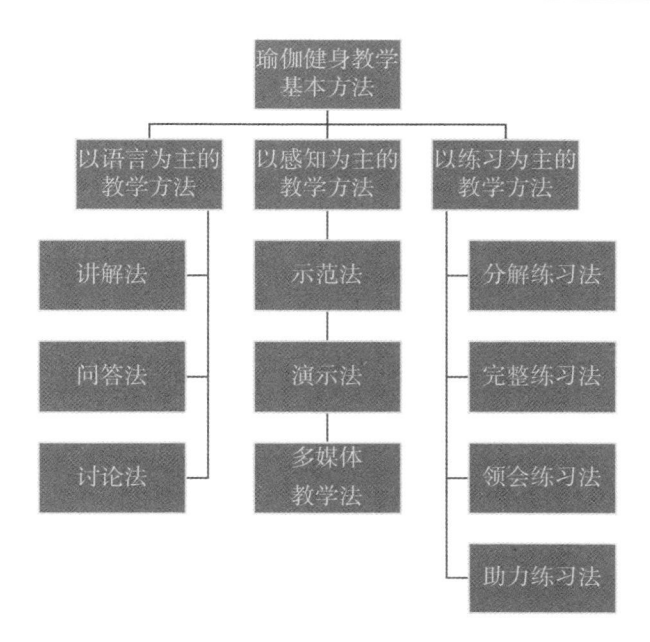

第二章　瑜伽健身教学指导与发展建议

图 2-2　瑜伽健身教学的主要方法

（一）以语言为主的教学方法

1. 讲解法

讲解法是一切教学的基础,能够有效地帮助学生在较短的时间内理解和掌握基础知识和技能。教师应该充分利用语言交流的功能,努力把瑜伽教学中可以通过语言传达的信息,经过巧妙的组织,以生动、简洁、快速、好理解的方式传递给学生。同时需要注意的是,瑜伽课主要是实践课,教师的讲解应尽量做到精练和准确,然后给学生更多的时间进行练习。

2. 问答法

问答法是在讲解法的基础上发展而来的一种教学方法。它的优点是便于激发学生学习的主动性和积极性,能够培养学生的思辨能力、语言表达能力。

3. 讨论法

讨论法是在讲解法和问答法的基础上延伸出来的一种更为灵活、教学空间更大的教学方法，它给教师、学生以及课堂更大的自由度。讨论法主要是在教师的指导下，以班级或小组为单位，围绕某一核心问题进行讨论，让学生自由表达观点，从而促进学生积极、主动地参加到教学活动中来，并能主动提出问题。通过讨论与思辨，寻找解决问题的方法，这是学生作为学习主体主观能动性较强的体现。讨论法有利于培养学生的合作精神和思考能力，还能锻炼他们的人际交往能力和组织领导力。

在瑜伽教学中，讨论法是一种辅助教学方法，不能过度使用，教师要把握好讨论的时间和范围。

（二）以感知为主的教学方法

瑜伽教师要学会利用学生的感知功能进行教学。这里的感知主要是指视觉和听觉，因为在瑜伽实践课中有大量的视觉参与环节，无论是对技能的掌控还是对示范的观察，都离不开眼睛的观察和耳朵的听觉参与。另外，由于借助感知的教学方法更加直观，所以在瑜伽教学中颇受欢迎。

以感知为主的教学方法主要有以下几种。

1. 示范法

动作示范法是教师教授某个动作时，为了能让学生清楚地了解动作要领，亲自做示范的教学方法。动作示范法的优势是直接快速地向学生展示动作特点、细节和要领。示范法还会通过教师优美流畅的动作示范而成功激发学生的学习兴趣。

2. 演示法

演示法是指教师通过各种教学工具向学生直观呈现瑜伽动作，通过增强学生的感性认识而提高学习效率的一种方法。演示法可以理解为是示范法的延伸，是教师无法示范或示范无法达到预期效果时采用的一种教学方法。

3. 多媒体教学法

当代社会,多媒体教学法已经渗透教育的各个领域,其中包括体育教学领域。面向对多媒体技术感兴趣的学生进行瑜伽教学,采用多媒体教学方法是非常可行的。多媒体教学法包含丰富的视听素材,可以帮助学生更快、更准确地理解教学内容,教师可以采用直观的多媒体教学手段更加生动地传授瑜伽动作方法与实践经验,这非常符合学生的认知水平和兴趣爱好。初学瑜伽的学生更适合接受直观、形象的信息传授方式,因而采用多媒体教学方法能够使学生很快地进入学习状态中。

在多媒体设备的辅助下,教师可以将单调、难以用语言生动表达的教学内容转化成为学生喜欢的动画形式,在声音、画面全面环绕的情境下,学生可以更好地集中注意力去学习和掌握各种体式动作。

多媒体教学法中比较典型的是微课教学法。近年来微课教学法在体育教学中应用较多,可以根据瑜伽教学需要引入这一教学方法。微课是以教学目标和教学要求为依据,以视频为载体对课堂教学中的全部活动(教师的教学活动、学生的学习活动以及师生互动活动)进行记录的教学方法。微课教学法具有教学时间短、教学内容精练、注重师生互动等特征,在瑜伽课堂教学中采用这一方法能够取得良好的效果。

(三)以练习为主的教学方法

1. 分解练习法

分解练习法就是将完整的动作分解为若干简单动作,从而逐一练习的方法。一方面,从技术难度的角度看,通过分解动作可以降低技术难度,便于学生掌握;另一方面,从心理接受的角度看,也提高了学生的学习信心,避免学生因畏难心理而退缩。在具体的瑜伽教学实践中,应该注意分解的科学性与合理性,分解应以不破坏原有动作的内在规律和结构为原则。分解动作能够将复杂的体式动作具体化、简单化,让学生针对每个动作环节进行练习,直到最终能够掌握完整的体式动作。

2. 完整练习法

完整练习法是与分解练习法相对的,是指对完整动作一气呵成、连贯衔接的练习。完整练习法适用于一些难度低,易于学生在脑海中形成完整动作概念的初级体式动作教学。

3. 领会练习法

领会练习法是指通过语言、文字、图片或视频等多种信息传递方式来讲解或示范动作,目的是帮助学生对所学动作形成一个概括性的认识。这种教学方式是在学习一个新动作之初就把该动作的所有特征都展示给学生,这样有助于学生从整体上认识和了解新动作,从而对接下来的学习和练习有了大致的了解。一方面,这可以激发学生的学习兴趣;另一方面,学生可以根据概括性的认识判断自己学习该动作的难度有多大。

4. 助力练习法

助力法就是教师采用直接助力(扶持、托、搬、压等)或间接助力(利用标志物等)的方式帮助学生掌握瑜伽动作的练习方法。通过助力使学生直接体会动作要领,体会动作的用力时机、大小、方向以及身体各部位的正确位置、空间关系,有助于提高动作的准确性。助力练习法更适合初学瑜伽的学生使用,教师给予助力来帮助增强学生的身体感觉。例如,教眼镜蛇式动作时,教师一手扶学生的肩,另一手扶学生的头,使学生体会肩和头的正确位置。

三、瑜伽健身教学方法的选择

由于瑜伽教学方法较多,瑜伽教师在教学过程中为了达到最佳的教学效果,针对不同教学目标和教学内容,需要选择不同的教学方法。因此,教学方法的选择也是教学活动中的一个重要组成部分。很多时候,它也是提高教学质量的关键因素。因此,瑜伽教学方法的选择是贯穿每一位瑜伽教学工作者职业生涯的重要议题。就目前的瑜伽教学而言,教学方法十分丰富,现代教育技术被不断引用,而且不断有新的教学方法被开发和运用。

教学方法的选择是瑜伽教学中的一个重要内容。在教学方法众多的情况下,能够准确选择最恰当、有效的教学方法是决定教学效果的关键。选择恰当的教学方法应该是每一位教师必备的基础能力。所以,瑜伽教师必须明确选择教学方法的主要依据,有时需要同时考虑多个因素进行综合选择。

瑜伽健身教学方法选择的主要依据如图 2-3 所示。

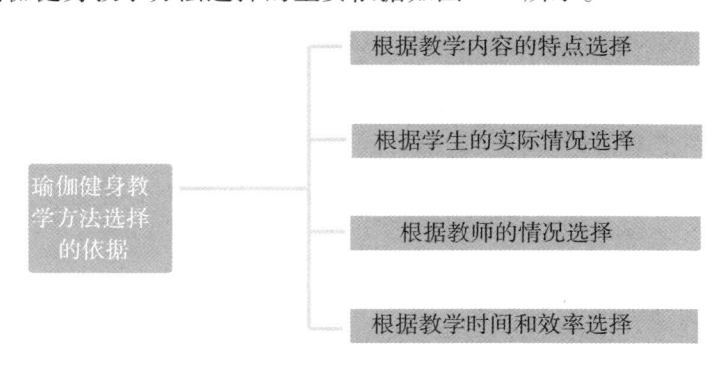

图 2-3 瑜伽健身教学方法选择的依据

（一）根据教学内容的特点选择

不同的教学内容之间可能存在着很大的差距,因此要选择不同的教学方法才能很好地实施教学。比如,在教授较复杂的瑜伽体式动作、套路动作时,可以选择分解教学法;而进行瑜伽初级教程中单个体式动作的教学时,可选择完整教学法;对于技术要求较严格的康养类体式动作,可以选择领会教学法。因此,根据瑜伽教学内容的特点选择教学方法是非常必要的。

（二）根据学生的实际情况选择

在选择瑜伽教学方法时,根据教学对象也就是学生的实际情况来做出选择也是十分重要的依据之一。选择最贴近学生当前实际水平的教学方法,要考虑到该方法是否符合学生的发展特点、是否有利于学生的理解和接受等情况,并综合考虑学生的年龄、身心发展情况、智力水平、瑜伽基础等实际情况进行选择,这将使所选择的教学方法可以更好地发挥作用。

（三）根据教师的情况选择

作为教学方法的实施者，教师的自身情况将决定着教学方法的实施效果。再好的教学方法，如果由于教师自身的条件和能力而影响其发挥该有的功能时，那么也不是一个正确的选择。教师的自身素养对选择教学方法具有决定性的影响。因此，从瑜伽教师自身出发也是选择教学方法的依据之一。比如，如果教师思维敏捷和语言表达能力强，那么在同等条件下可以优先选择"讲述法"；而示范能力较强的教师，可以多选择"演示法"和"示范法"。当然，根据教师自身的情况而选择教学方法，其排序要在符合教学目的、考虑教学内容的特点以及学生的接受能力的基础之上。

（四）根据教学时间和效率选择

每一种教学方法的选择，都涉及教学效率的问题。因此，在选择教学方法时要选择能够带来最佳教学效果的方法。比如，每一种教学方法所需的教学时间和对教学效率的影响等。最佳的教学方法应该同时满足目的、内容、学生、教师以及教学效率的完美匹配，最终实现教学效果的最优化。这是瑜伽教学选择教学方法时需要重点考虑的一个因素。

第二节 瑜伽健身的饮食与安全教学

一、瑜伽健身的科学饮食

（一）保持食物营养的平衡性

瑜伽练习者主张平衡的饮食。东方人的饮食习惯以米、麦为主食，以肉类为副食，多偏于酸性食物。因此，瑜伽锻炼者应该多食蔬菜、水果等含碱性的食物，以求中和而达平衡。

第二章 瑜伽健身教学指导与发展建议

(二)尊重食物的原始状态

忙碌的上班族经常吃加工食品,这是他们烹饪或进食的首选。但是这类食物在加工过程中可能会加入各种添加物,破坏原有的营养素,打破身体内的电解质平衡,从而影响瑜伽动作练习时的平衡感与能量平衡。瑜伽饮食尊重食物的原始状态,尽可能用少调味用料和无油的简易烹饪法,品尝这些食物的原味。用餐时要细嚼慢咽,用心品味。

(三)慢慢改变饮食习惯

突然改变饮食习惯不符合规律,因此也难以长期坚持。例如,吃肉,可以由原来每餐必须吃肉食减少到每天吃一次,然后尝试每两天吃一次到一周吃一次,逐步减少肉食的食用次数。此外,每次烹调食物都应以自己的食量为度,不要做过多食物。

二、瑜伽健身的运动安全

(一)树立安全意识

无论是什么样的人群参与瑜伽运动,都要树立与提升安全意识,具体就是提升预防运动损伤的意识。学校瑜伽教学要加强运动健康教育工作,如预防运动损伤的教育工作,让学生充分意识到自我保护和预防运动损伤的重要性。健身俱乐部的瑜伽教室也要不断提醒学员注意安全,防止受伤。树立安全意识,掌握科学的运动防护技能,能够在瑜伽健身练习中有效预防运动损伤。

(二)合理调整负荷

在瑜伽健身习练中要注意安排合理的运动负荷。合理的运动负荷能极大地降低运动损伤发生的概率,确保运动安全。如果运动负荷过大则很容易导致运动损伤。但是,也不能为了不受伤而一直采用低于要求的小负荷练习方式,这不利于良好健身效果的获得。应根据瑜伽运动者的实际情况和运动目的而循序渐进增加运动负荷,但要在主体能够承受的范围内调整负荷。

（三）正确配合呼吸

初学时呼吸以不憋气为准,若没有掌握好腹式呼吸的方法,在体式练习中就不要强求自己进行腹式呼吸,否则容易导致气息不畅、胸口憋闷、精神紧张。在瑜伽教学中,教师要提醒学生跟随自己的身体感受自然呼吸。如果要感觉更舒适,就在打开胸廓时吸气,转换动作时呼气。遵循瑜伽体式的身体运行规律可以帮助自然掌握呼吸技巧,即在身体展开时吸气,收缩时呼气,或者,在克服重力时吸气,顺应重力时呼气。

（四）严格进行医务监督

医务监督是预防运动损伤的重要手段。必要的医务监督有助于及时发现身体的不适,早发现、早治疗。除此之外,还要注意检查瑜伽运动场地、器材和设备,防患于未然。

（五）灵活调整运动计划

在瑜伽健身中感到疲劳时,要及时调整计划,以免疲劳继续加重而导致损伤发生。调整运动计划并不会破坏锻炼的完整性,反而能够防止因受伤而中断锻炼。对运动计划进行调整,主要是调整运动内容、方法和负荷,以降低难度、减少频率、减轻负荷为主,以促进疲劳的恢复。当疲劳症状消失,身心机能恢复正常时,可继续执行原来的运动计划,但要注意预防损伤。在伤后的恢复性瑜伽健身中,也要制订相应的恢复计划,促进受伤组织的恢复。如果将原运动计划作为恢复计划使用,那么就会导致未完全恢复的组织再次受伤。

（六）保护关节

人体的骨骼关节都有一定的运动范围,在瑜伽练习中要随时关注自己关节承受的运动负荷是否在过度。例如,瑜伽盘坐时膝关节有疼痛感,这时就可能已经出现关节损伤。

为了保护关节,首先,要预热各关节,不要违背身体条件强行操作体式。其次，要注意练习过程中关节的位置。如练习奔马式、战士式、三角侧伸展式等体式时，膝盖不要超过脚尖，小腿要垂直于地面，大腿要平行于地面，身体的重量放在两腿之间，从而保护髌骨、半月板和膝关节区域韧带。做眼镜蛇式、上犬式等动作时，伸展腿和臂时不要过度，即不要悬空压腿或手臂，在身体支撑时膝盖前髌骨不要后陷，肘关节窝不要前凸，以保护膝和肘关节。[①]

体式涉及支撑身体的部分时，尽量保持全手掌用力，不要把重量都压给掌根或手指，建议将十指打开，加大支撑面积，双手支撑时不要轻易向前移动重心，注意保护腕关节和腕部软骨。

第三节 学校健身瑜伽课程的组织与优化

一、学校健身瑜伽课程的组织形式

一般来说，学校体育教学的基本组织形式主要有班级组织形式、小组学习形式和个人辅导形式三种。在学校瑜伽课程教学中也可以采取这三种组织形式。

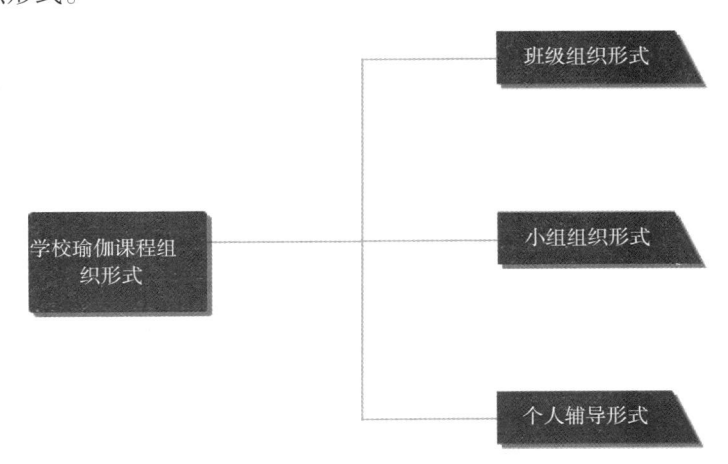

图 2-4 学校瑜伽课程组织形式

---

① 王娟.大学健身瑜伽教程[M].北京：北京理工大学出版社，2014：76.

(一)班级组织形式

班级组织形式是学校瑜伽课程教学最重要的组织形式,学校几乎所有的体育课都是以班级为单位进行组织的。以班级为基本单元实施瑜伽教学是我国传统的体育教育设置模式,这在整体把握瑜伽教学的进程方面具有明显的优势。但是它也存在一定的不足,主要是不利于因材施教。

(二)小组学习形式

小组学习形式又可按照兴趣和水平分为两种情况。

1. 按照兴趣分组

为弥补班级组织形式下不便于因材施教的不足,可以将学生按照不同的兴趣进行分组教学,这是体育教育改革的一个重要体现。比如按照学生对不同类型瑜伽体式的兴趣、参与瑜伽运动的不同动机和目的等进行分组,引导学生根据自身兴趣和身体条件选择相应的小组进行学习。按兴趣分组是以项目分组教学的常见形式。

2. 按照运动能力水平分组

在同一班级里,或者在同一兴趣小组里,仍然会存在学生的运动水平不同的情况,这时候就需要按照学生的运动能力进行针对性的教学与指导。因此,按照运动水平分组也是教学组织的一种常见形式。通过将运动水平相近的学生分为一组进行教学,可以进一步体现因材施教的教育理念,由于学生的水平相近,教师在教学过程中也能较为集中和深入地讲解内容,而不必为了照顾不同水平的学生而分散精力。这一分组形式也体现了以人为本的教育思想。

(三)个人辅导形式

个人辅导形式一般是针对特殊教学对象采取的教学组织形式。比如,对身体有缺陷的学生进行专门的辅导,以康复瑜伽和医疗瑜伽为主要教

第二章　瑜伽健身教学指导与发展建议

学内容,帮助学生改善身体状况。

　　瑜伽教学组织形式的设计,其根本目标就是促进瑜伽教学目标的有效完成。因此,瑜伽教学目标是瑜伽教学组织设计的首要依据。瑜伽课程教学目标的实现所涉及的主要因素,是瑜伽教学组织设计主要考虑的对象,通过优化和提升这些要素,可以促进教学目标的达成,提升目标效果,并潜移默化地培养学生的目标感和自信心。因此,选择何种教学组织形式,关键要看哪种形式符合实际情况,能有效实现教学目标。

二、学校健身瑜伽课的结构

（一）准备部分

1. 时间

以一节课90分钟为例(下同),准备部分的时间一般为20分钟。

2. 任务

（1）调动学生学习的积极性。
（2）明确教学内容和要求。
（3）做好准备活动,使学生各器官系统进入工作状态。

3. 教学内容

以热身活动、柔韧训练为主,然后做一些专项准备活动。

（二）基本部分

1. 时间

60分钟。

2.任务

通过讲解与练习,使学生对瑜伽产生兴趣,认真听讲、自觉练习,掌握教学内容。

3.教学内容

呼吸练习、体式练习、瑜伽组合练习、瑜伽套路练习、冥想练习等。

(三)结束部分

1.时间

10分钟。

2.任务

(1)通过整理活动,使学生身心恢复到相对安静的状态。
(2)简单小结,布置课外作业。

3.教学内容

拉伸放松练习;配合呼吸进行的放松练习、冥想练习;通过按摩放松肌肉等。

瑜伽课堂教学组织示例见表2-1。

第二章 瑜伽健身教学指导与发展建议

表 2-1 瑜伽课堂教学组织示例[①]

结构	时间	课的内容	组织教法
准备部分	20分钟	一、点名检查人数及服装 二、师生问好,宣布本课内容 三、做准备练习 1. 慢跑 2×400 米 2. 瑜伽热身姿势练习 （1）颈部运动 （2）肩部运动 （3）上肢运动 （4）腰部运动 （5）腹背运动 （6）全身运动 （7）活动手、脚腕	整队快速、安静、整齐,并认真听讲 一、组织 学生按简易坐姿坐在垫上 二、教法 1. 教师讲解动作要领 2. 教师领学生练习一遍 3. 学生自行练习一遍
基本部分	60分钟	一、理论部分 1. 瑜伽概述 2. 练习瑜伽的益处 3. 学习健身瑜伽的注意事项 二、学习瑜伽呼吸 瑜伽呼吸是把腹式呼吸与胸式呼吸相结合起来完成的 1. 腹式呼吸 （1）仰卧,或端坐,或直立,一手轻轻放在肚脐上 （2）吸气时,膈肌下降,腹压增加,感觉空气好像直接进入腹部 （3）呼气时,膈肌上升,腹部自然回落 （4）一呼一吸为一个循环,练习 5~8 次 2. 胸式呼吸 （1）仰卧,或端坐,或直立 （2）吸气时,空气直接进入肺部,胸腔会因此而扩张,腹部保持平坦 （3）呼气时,将扩张的肺部放松。 （4）一呼一吸为一个循环,练习 5~8 次	一、组织 学生盘坐在垫上 二、上课要求 1. 上课时必须穿运动服 2. 严格考勤,不出现迟到、旷课等现象 3. 缺课次数超过总课时的 1/3,不予评定成绩 4. 身体不适合剧烈运动的同学,到保健班进行学习

---

① 王娟. 大学健身瑜伽教程 [M]. 北京：北京理工大学出版社,2014.

续表

结构	时间	课的内容	组织教法
基本部分	60分钟	3.瑜伽呼吸 （1）仰卧，或端坐，或直立，一手放在肚脐上另一只手放在胸部 （2）吸气时，先用腹式呼吸，将空气充满腹部，腹部会向上鼓起。然后再用胸式呼吸，空气充满胸部，将胸部扩张到最大程度，双肩可能会略微升起，此时，腹部会自动向内收缩 （3）呼气时，先放松胸部，再放松腹部，然后用收缩腹部的方法结束呼吸 （4）一呼一吸为一个循环，练习5~8次 4.注意 （1）瑜伽呼吸是轻柔而顺畅的，不要匆忙或使劲 （2）一呼一吸是一个流畅的整体，腹部与胸部的起落就像波浪一样起伏，不应出现颤动 （3）不要憋气 三、学习拜日式 如下图所示，具体方法第三章第四节将作详细介绍	三、教法 1.讲解、示范热身姿势的动作要领 2.讲解、示范呼吸方法和拜日式 3.教师慢速领做 4.学生自行练习 5.动作要领回顾 6.纠正动作 四、学习要求 1.动作幅度大、准确、认真 2.学生充分活动开身体各个关节
结束部分	10分钟	1.仰卧松弛功 2.讲评本次课情况、布置作业 3.归还器材	1.讲解示范仰卧松弛功，学生练习，放松身心 2.学生分享学习收获与心得 3.学生有序归还教材

三、学校健身瑜伽课程的优化

（一）坚持学校体育教育的基本指导思想

瑜伽教学是学校体育教育的重要组成部分，体育教育基本指导思想能够为瑜伽课程教学提供科学指导。在瑜伽课程教学中要坚持体育教育中的一些基本指导思想，如人本教育、快乐教育、终身体育等。

1. 人本教育指导思想

人本主义理论的核心思想是以人性为中心来探讨技术性因素的发展，然后促进人与自然环境、社会环境的和谐发展。人本主义思想体现了对人性、个性的尊重，对促进人的全面发展具有重要意义。现在，人本主义理论受到了广泛的认可，在很多领域都树立了该理念，并在这一思想的指导下开展工作。将人本主义理念引进教育领域，将该理念的核心思想与教育的特征相结合，从而形成了人本教育思想。

人本教育理念的基本思想是，教育活动是围绕学生这个核心而展开的，应该将教学活动的中心定位在学生角色上，而不是定位在教师身上，要围绕学生这个中心角色的兴趣爱好、个性需求设置课程，实施教学过程，要根据不同学生的不同情况而进行区别化、个性化教学，要将所有学生的潜能充分激发出来，促进每个学生的健康发展。

总的来说，人本教育思想尊重人的本质属性，并由此出发通过科学教育来满足人们的心理需求，实现人的个性化发展目标，促进人生命质量的提升，从一定程度上而言，这与全面发展的教育思想是非常契合的。

2. 快乐教学指导思想

体育教育如果缺少了乐趣，单纯严肃地讲解知识，传授技能，那么学生就会在漫长的、枯燥的教学中失去兴趣，最终影响教学质量。可见，开发体育教育中的趣味元素，或将趣味元素融入体育课堂从而提高教学的趣味性是非常重要的。这就需要在学校体育教育中树立快乐教学思想，强调培养学生体育兴趣和创造力的重要性，让学生的身体素质、运动能力在充满趣味、轻松活泼的氛围中得到提升。

要想在学校体育教育中确立快乐教学指导思想，就需要要求体育老师将原来运动教学中的一部分用情感教学替代，在培养学生健康体质、运动技能的同时注重学生人格的培养，同时要使学生树立自觉学习、乐于学习的学习观，使学生在体育学习过程中享受乐趣，领悟奥妙。为了提高体育教育的趣味性，激发学生的学习兴趣，体育教师还要重视对传统教学方法的改革，适当设计一些游戏教学方法来活跃课堂氛围。

3. 终身体育指导思想

人们在任何时间和地点都能根据自身实际情况和现实需要而从事适宜的体育锻炼活动，这就是一般意义上的"终身体育"理念。终身体育包括学校体育、家庭体育、社会体育，这是从终身体育的构成空间上而言的；也有相应的构成人群，各个空间的所有人群都应该具备一定的锻炼能力，养成良好的锻炼习惯。这些都是终身体育的重要组成要素。不管是学校体育、家庭体育，还是社会体育，都充分彰显了体育运动的重要价值，如强身健体、愉悦心理、陶冶情操、防治疾病、延年益寿、社会交往等。鉴于体育运动对人的一生都有重要意义，学校体育教育必须确立终身体育指导思想，构建终身体育教学体系，促进体育教育的深化与拓展，使体育运动伴随学生的一生，为学生的健康提供终身保障。

（二）贯彻"健康第一"的指导思想，注重学生的身心健康

体育教学改革的成功与否直接受体育教育观念是否先进、体育教育指导思想是否正确的影响。学校是否按照素质教育的要求树立体育教育观和建立体育教育指导思想，对体育教育功能的发挥及体育教育质量产生了直接的影响。学校是否有先进的体育教育观念和明确的体育教育指导思想，对体育教育目标制定的合理性及目标的实现情况也有直接影响。

一些体育教师的教学观念比较落后，教学思想比较保守，传统的教学思维方式对体育教学改革造成了严重的影响和阻碍，对此，必须及时转变教学思想，更新教学观念，如此才能使体育教学改革取得突破，促进体育教学改革的不断深化，使体育教学改革成果取得质的飞跃。在新时代背景下，我国要立足国情，按照体育教育规律展开教学改革，优化教学思维方式，促进体育教学的纵深发展。瑜伽作为学校体育教育的重要组成部分，在课程优化和教学改革中同样要遵循科学的教育规律，树立先进的教

学理念。

学校瑜伽课程教学要树立"健康第一"的指导思想,对瑜伽教学的深层次内涵进行挖掘与探索。在科学指导思想下强调以学生为本,注重培养学生的情感态度及价值观,采取有效手段对学生的学习兴趣、正确动机及学习能力进行培养。以学生为本,就要关注学生的身心健康和全面发展,关注学生的长远发展,这是人本主义教育思想的基本要求。

（三）合理选用教材

在瑜伽课程实施中不能忽视合理选用教材的重要性和必要性。选用适合的瑜伽教材,有助于积极改善瑜伽理论教学与实践教学。不同地区的学校因为受各方面因素的影响,从而在瑜伽课程的开设方面有一定的不同,而且不同学生的身心素质、运动基础、学习能力也存在差距,所以要选用何种教材,需要从实际出发进行理性分析,建立科学的、多元化的教材体系。各校应结合实际情况和教学大纲选择适合的教材,有条件的高校可以编写校本瑜伽教材,满足学生的需求。高校编写教材应注重教材的质量问题,在获得有关部门审核批准的前提下,使用本校撰写的校本教材。

（四）改革传统教学模式,建立符合实际的教学模式

在应试教育时期,传统课堂教学模式所发挥的作用是毋庸置疑的。但在新时期,随着社会环境的不断变化和教育改革的日益深化,传统课堂教学模式的缺点逐渐暴露,亟须改革。青少年学生活泼好动,有着强烈的好奇心和敏捷的思维,喜欢一些有挑战性的事物,对新事物的兴趣浓厚,但兴趣多变,有时不能坚持做一件事,缺乏持之以恒的态度和意志力。这是青少年的普遍心理特征。一些学生对瑜伽课本身是感兴趣的,但如果在课堂上被教师过多约束和限制,就会失去上课的兴趣。传统体育课堂教学模式中确实存在一些条条框框,这对教师创造力的发挥和学生主观能动性的发挥都造成了一定的限制,也导致课堂教学的组织实施整体比较单调,缺乏活力,不利于培养学生的学习兴趣,也限制了学生的个性发展。对此,必须加快改革传统课堂教学模式,尤其是随着素质教育、个性教育、全面育人等教育理念的不断渗透,对学生兴趣、特长和综合素质的培养越来越受重视,这就需要改革传统课堂教学模式,改变传统的灌输式教学方式,对学生多一些引导,少一些说教,向学生传授适合他们的学习方法和运动方式,使每个学生都能充分发挥自己的特长与个性,能在有限

的课堂时间内有所收获,得到锻炼、提升和成长。要想改革传统课堂教学模式,除了要改变传统的身体锻炼和教育方式外,还要融入心理教育。瑜伽本身就是讲求身心合一的运动项目,将身心教育融为一体,有利于培养学生良好的心理素质,使学生成为有思想、有个性、有情感、有意志的人,能够自主学习,不断提升自己。

  对传统课堂教学模式的改革与优化是促进瑜伽课堂教学效率和质量提升的关键。在传统课堂教学模式的改革中,要采取恰当的方式将之前的一些限制性条件转化为对课堂教学有利的条件,尽可能走出条条框框的束缚,解放思想,拓展思维,大胆探索和创新。突破条条框框的约束并不意味着让学生毫无组织性、纪律性、目的性地"疯玩",基本的课堂纪律是不可缺少的,要在遵守基本课堂教学管理条例的基础上适当为学生提供更多的空间,并通过丰富教学内容、创新教学方法来调动学生的学习热情,营造良好的课堂氛围,促进课堂教学效率的提升。

  不同学校的瑜伽教学条件、学生的身心素质及瑜伽基础等均有差异,因而不同学校的瑜伽教学方案也是不同的,应严格贯彻因材施教的教育原则。体育活动形式本身就是丰富多样的,丰富多彩的活动应融为一体,课内外活动应有机联系与结合。学校可以通过优化教学目标、改革教学手段、丰富教学内容、创新教学组织形式等方法来着手瑜伽课程的优化与教学的改革,从而建立与学生兴趣相符、能够激发学生学习热情以及能有效提高瑜伽教育水平的课程体系。

(五)加强瑜伽课程资源开发

1. 开发内容

(1)瑜伽设施资源

  学校运动场馆、瑜伽器材、瑜伽教学设备等都属于瑜伽设施资源,它们是看得见、摸得着的有形资源。学校配置瑜伽设施资源,要遵守国家规定,满足教学需要和学生需求,尽可能配置种类齐全、数量充足、质量达标的瑜伽教学设施。

  在体育经费有限的情况下,学校应根据实际情况配置简易器材,对现有教学场地、瑜伽器材资源进行改进和完善,将所有能够利用的设施资源充分利用起来,开发潜在资源,提高资源利用率。

第二章　瑜伽健身教学指导与发展建议

（2）瑜伽课程内容资源

瑜伽课程教学内容是瑜伽课程内容资源的主要组成部分。在瑜伽课程教学中，瑜伽基础知识、瑜伽文化、瑜伽体式、呼吸、冥想等是主要的内容资源。开发丰富的瑜伽课程内容，能够丰富瑜伽课堂教学内容，形成富有特色的瑜伽课程内容体系。瑜伽课程内容资源具有以下几个方面的基本特征。

①健身性：瑜伽健身理论、体式习练方法是瑜伽课程内容资源的主要组成部分，学生学习这些内容的过程也是进行身体练习的过程。学生在身体练习中必然会有对运动负荷的承受。承受适宜的运动负荷能够达到一定的健身效果，有助于促进学生体质健康发展。

②运动性：瑜伽课程内容与身体练习活动密切关联，这是瑜伽课程内容与其他非体育课程内容的本质区别。毛振明指出，体育课程内容是以有关身体运动的学习和身体运动的技能形成为主要培养目标的内容；是以运动为媒介、以大肌肉群的活动状态进行教育的内容。[1]

学生在瑜伽课程学习中，不仅有思维活动，还有身体活动；不仅解决"不知"与"不懂"的问题，也解决"不会"的问题，其中涉及身体健康问题和运动技能问题。学生通过重复性的身体练习而掌握运动技能，提高健康水平，提升运动能力。

③娱乐性：瑜伽运动除了具有健身性外，还有娱乐性，开发趣味瑜伽课程内容，能够使学生放松身心，愉悦心情。

（3）人力资源

瑜伽教师（教练）、学生、研究者等都属于人力资源的范畴。瑜伽课程建设离不开这些人员的支持与参与，我们应调动各方面人员的积极参与性，尤其要尊重学生的参与权，使瑜伽课程满足学生的需要。

（4）信息资源

学生获取瑜伽信息主要是在瑜伽课堂上，但一节瑜伽课时间有限，学生获得的信息也是有限的，因此要寻求其他信息来源，将各种承载与传播信息的媒介充分利用起来去获取广泛的、最新的信息，如利用广播、书刊杂志、电视、网络等资源获取丰富的瑜伽信息。

（5）课外和校外资源

课外资源主要是指瑜伽课堂外的资源，如课外趣味瑜伽活动等。校外资源是指发生在校园外的瑜伽活动，如社区瑜伽活动、家庭瑜伽活动、俱乐部瑜伽活动等。将课外资源和校外资源充分利用起来，构建课内外、校内外一体化的瑜伽课程资源体系，有助于提升学生的瑜伽参与度，使学

---

[1]　毛振明．简明体育课程教学论[M]．北京：北京师范大学出版社，2009：95．

生形成良好的瑜伽运动习惯。

总之,瑜伽课程资源种类多样、内容丰富,加强对各类资源的开发利用,对推进学校瑜伽课程建设与提升瑜伽课程质量具有重要意义。

2. 开发原则

学校瑜伽课程资源开发要贯彻以下几项基本原则。
（1）自主性原则

学校瑜伽课程最终是由瑜伽教师实施的,在瑜伽课程实施中,教师作为实施主体始终都是非常重要的一环。同样,开发瑜伽课程资源离不开瑜伽教师的直接参与,所以瑜伽教师在瑜伽课程资源开发方面具有充分的自主权。瑜伽教师可以从学校瑜伽教学情况和教学对象的实际需要出发,对瑜伽课程资源进行具有针对性的开发,立足实际设计瑜伽课程教学方案,并在课程实施中对各类课程资源进行加工、调整和完善,充分发挥各类资源的价值与功能,从而提高瑜伽课程的质量,使课程实施达到理想目标。

（2）开放性原则

开发利用学校瑜伽课程资源时还应该贯彻开放性原则,具体包括以下三个方面:第一,开发课程资源类型的开放性;第二,开发利用课程资源空间的开放性;第三,开发利用课程资源途径的开放性。瑜伽教师应从这三个方面的开放性出发,对丰富多样的、能够满足教学需要及为课程目标服务的课程资源进行多元化开发和充分利用。

（3）适应性原则

开发学校瑜伽课程资源要贯彻适应性原则,具体是指既要对瑜伽运动的发展规律加以遵循,将瑜伽课程发展的进展和成果反映出来,又要对学生的身心特点、认知特点、学习规律等加以考虑,同时学校的教学条件、瑜伽教师的教学素养等也是必须考虑的要素,从而使开发出来的课程资源符合学校实际,适应师生特征,满足学生需求。如果脱离现状,忽视了课程资源开发与课程实施环境的适应性,将容易造成课程资源的浪费,这样课程资源的开发利用也将以失败告终。

（4）安全性原则

学校瑜伽教学中,增强学生体质、促进学生健康发展是最重要的目标,在以人为本、健康第一的教学思想下,开发利用瑜伽课程资源必须秉持安全与健康理念,贯彻安全原则。只有先确保学生在瑜伽课程学习中的健康与安全,才能进一步塑造朝气蓬勃、精神焕发的学生形象,才能鼓励学生追求时尚、追求美、追求全面发展。

学校瑜伽教学环境相对来说是比较开放的,教学环境越开放,影响教学过程和教学结果的显性因素与隐性因素就越多且越复杂,如果师生难以应对错综复杂的开放性教学环境因素,那么发生意外事件的可能性就比较大。鉴于此,在瑜伽课程资源开发中必须时刻考虑安全问题。开发主体的安全意识要高,要具备安全教育能力,使瑜伽课程在安全的环境下顺利实施,使各类课程资源在良好的教学环境中充分发挥作用。

（5）目标导向性原则

不同课程资源的特点不同,功能与作用有差异,最终服务的教学目标也不同。也就是说,不同瑜伽课程资源对不同教学目标所起的作用是有差异的。这就要求在学校瑜伽课程资源的开发中要坚持目标导向性原则,先明确课程目标,然后依据目标开发课程资源,提高资源开发的针对性与目的性,最终开发的课程资源在利用之后要能够有助于课程目标的实现,真正为顺利实现课程目标而服务。

（6）共享性原则

对学校瑜伽课程资源的开发利用不仅仅是开发主体自己的职责与任务,单靠个人的努力是不够的,需要有关方面共同努力、相互协作。在具体开发利用过程中,要争取社会力量的支持,适应社会发展对瑜伽教育的需求,使学校瑜伽教学与大众瑜伽推广、瑜伽文化传播等做到资源共享、协调发展,如此才能将所开发的课程资源的价值更加充分地发挥出来。资源共享不仅是指有形的显性课程资源的共享,还包括开发思路、开发理念、开发经验等无形资源的共享。

（六）建立与完善瑜伽课程组织体系

学校瑜伽课程组织形式丰富多样,选择什么样的组织形式要参考学生的兴趣爱好和教学需要,学校应从学生兴趣出发开展瑜伽课程的组织工作,充分把握学生的心理特征、合理需求,搭建网络选课平台,给学生自主选择的机会。

学校尤其是高校应具有多元化的课程组织形式,必修课要符合国家规定,选修课要满足学生的个性需要。学校体育俱乐部教学也是当前比较流行的一种课程形式,可以成立瑜伽俱乐部,调动学生的参与热情和积极性。瑜伽俱乐部的管理者一般由有瑜伽特长的学生担任,这能够锻炼学生的组织能力和管理能力,提升学生的综合素质。瑜伽俱乐部作为必修课和选修课的重要补充,既健全了课程组织形式,又丰富了瑜伽教育内容。

(七)关注培养学生的核心素养

核心素养是多维度的一个概念,由多种关键素养构成,包含知识、能力、情感、态度及价值观等多元层面。它们具有整体性,如果把它们孤立分开培养,那么是不能形成社会所需要的核心素养的,只有把它们结合起来,使之形成合力,才能形成我们所需要的核心素养。

学生核心素养必然是与"学生"这一特殊角色密切相关的概念。首先,从内容角度上讲,学生核心素养是其完成学业、适应未来社会、促进个人全面发展关键素养的集合。因此,它与公民核心素养不同,只包含与其学生这一身份相关的核心素养,这样才能避免研究的宽泛性,使学生核心素养更有针对性、更具有实践意义。其次,从覆盖范围角度看,它不但包含学习领域,而且还包括未来职业领域以及与职业发展相关的生活领域。

在学校瑜伽课程建设和改革优化中主要培养的是学生的体育核心素养,尤其是瑜伽素养,包括身体素养、技能素养、认知素养、情感素养和社会素养,也就是说,要通过瑜伽课程教育,全面培养学生的健康体质、运动技能、认知能力、体育情感和体育情感以及社会适应能力,进而实现全面育人。

(八)加强对瑜伽教师的培养

瑜伽教师作为瑜伽教学的主体,其自身的水平高低将直接影响学生掌握瑜伽知识与技能的效果。因此,要重视瑜伽教师的继续学习与发展,致力于促进瑜伽教师能力的可持续发展。通过增加教师的进修机会以及为教师提供更多的培训机会,促使教师不断成长与进步,促使其教学能力不断提升。

除了鼓励在职教师进修与参加培训以外,学校还可以聘请一些专业的瑜伽教练对学校瑜伽教师进行相关指导。由于社会上的瑜伽教学与学校的瑜伽教学存在一定程度的差异,因此,通过聘请专业教练,可以实现优势互补、取长补短,进而不断完善瑜伽教学模式,优化瑜伽教学内容与方法。通过经验交流与借鉴,可以促使学校瑜伽课程不断优化与持续发展。[①]

---

① 张雪.试论高校瑜伽教学课程存在的问题及优化策略[J].电大理工,2021(03):73-75.

第二章　瑜伽健身教学指导与发展建议

第四节　健身俱乐部瑜伽课程的开设与发展

一、健身俱乐部瑜伽课程的开设情况

（一）瑜伽课程总体开设情况

瑜伽作为近年来广为流行的一项运动，受到了很多女性的喜爱，越来越多的年轻女性进入健身俱乐部接受专业的瑜伽指导。为满足广大女性的需求，瑜伽健身市场开发速度不断加快，市场规模越来越大。坐落在城市的许多健身俱乐部都纷纷开设了瑜伽课程，并根据会员需要增加课时，瑜伽课程逐渐成为俱乐部的热门课程，甚至超过了一些有氧健身操课程的课时。健身俱乐部中瑜伽课程的开设和课时的增加充分反映了俱乐部瑜伽课程开设情况总体较好，而且俱乐部瑜伽热在未来一段时间内将继续保持。

（二）瑜伽场馆设施情况

瑜伽运动对场地环境和基础设施有一定的要求，为便于会员练习，俱乐部需要设计专门的瑜伽房，并配备相应的设施资源，从而满足顾客的需要。但现在有些综合性的健身俱乐部很少会向顾客提供专门的瑜伽场地，瑜伽教室和其他舞蹈教室混用，错开安排课程，教室内有专门的器材区放置瑜伽垫、瑜伽球等基础设施。瑜伽练习室和舞蹈练习室混用可以节约场地资源，错开安排课程也不会相互影响，但如果瑜伽会员人数较多，则现有条件很难满足需求，应扩大场地规模。

（三）瑜伽师资情况

健身俱乐部开设瑜伽课程，必然要配备专业的瑜伽教练。作为瑜伽课程实施的主体，瑜伽教练的专业水平、教学经验对瑜伽课程教学质量有重要的影响。专业水平高、教学经验丰富的瑜伽教练可以为会员提供更加科学、专业、安全的指导，提高会员的练习效果。当前，健身俱乐部的瑜伽教练员普遍较为年轻，年龄分布在 25～30 岁。年轻的瑜伽教练队伍充满活力，利于营造活泼的学习氛围，但他们往往教学经验欠缺，教学效率不高。

（四）瑜伽课程授课方式情况

开设瑜伽课程的健身俱乐部普遍采取群体教学的授课方式，也就是大班制教学，一节课 1 小时左右。这种授课方式虽然便于集中指导，但存在教学内容固定、教学方法单一、内容与方式缺乏变动和新意等问题。也有部分俱乐部采取一对一授课方式，瑜伽教练会根据会员的实际情况安排教学内容和方法，更有针对性。

（五）瑜伽会员的基本情况

从当前健身俱乐部的瑜伽会员来看，大部分会员是女性，年龄分布在 25～45 岁。瑜伽会员之所以大部分是女性，主要原因有以下几点。

第一，传统的观念中，女性对身材的要求更高，希望通过瑜伽健身来减肥塑形、提升体质。

第二，瑜伽教练以女性为主，所以在瑜伽课上女性会员由女教练指导更为方便。

第三，很多瑜伽动作对人体的柔韧性有一定的要求，在传统认知中，女性的柔韧性更好，所以一些男性自认为柔韧性比不上女性而不参与这项健身活动。

二、健身俱乐部瑜伽课程开设存在的问题

（一）设施不完善

健身俱乐部瑜伽课程的顺利开设需要有良好的瑜伽设施条件，包括环境舒适的瑜伽教室、充足的瑜伽器材设备等，如此才能为会员提供良好的练习环境，为会员上瑜伽课提供基本的物质保障。现阶段，我国一些健

身俱乐部由于地处城市繁华地带,人流和车流量都很大,比较嘈杂,因此存在噪声污染的问题。有的瑜伽教室比较封闭,空气流通不畅,阳光也不充足,白天也要开灯,所以整体环境不够舒适。此外,有些小型健身俱乐部没有单独的瑜伽室,和其他课程共用教室,练习场地较少,当会员不断增加时,现有场地设施条件难以满足需要。

(二)瑜伽课程宣传失当

健身俱乐部有时为了吸引顾客,在宣传瑜伽课程时脱离实际情况进行夸大宣传,虚假宣传造成了不良影响。比如在瑜伽师资的宣传中夸大师资的专业水平和教学质量,宣传的授课内容与实际不符,甚至有的人员在宣传课程时对瑜伽运动的功效进行虚假宣传,直言瑜伽可以治百病,使练习者对瑜伽运动产生怀疑,进而丧失信心和练习的动力。

(三)管理存在缺陷

我国健身俱乐部瑜伽课程的发展还处于摸索阶段,由于缺乏完善的理论体系和足够的经验,俱乐部在课程管理方面难免存在一些问题。比如对瑜伽设施、瑜伽课程教师和瑜伽会员的管理等都不够成熟。在瑜伽设施管理方面,由于不了解实际需求,导致供需不平衡或资源浪费。在瑜伽师资管理方面,招聘门槛较低,教师队伍素质参差不齐,缺乏对师资的培训与考核,导致瑜伽师资队伍整体水平不高,难以发挥真正的作用。在瑜伽会员管理方面,没有建立会员档案,或没有及时更新档案信息,对会员的需求不够了解,显得工作不够认真负责,这会影响俱乐部的回头客数量。

(四)瑜伽教练的问题

健身俱乐部瑜伽课程的实施主体是瑜伽教师或教练,这是俱乐部瑜伽运动发展的重要力量,如果师资队伍数量不足、质量不高,那么将会对俱乐部瑜伽运动的发展造成严重影响。当前,我国健身俱乐部瑜伽教练员的问题主要表现在以下方面:

第一,男女比例严重失调,大多为女教练,男教练非常少,从而影响了男性会员上瑜伽课的积极性。

第二,专职教练少,兼职教练多,师资队伍不稳定,不利于瑜伽课程的长远发展。

第三,有些瑜伽教练只是业余水平,专业技能较差,教学经验欠缺,所以在课程组织与实施中达不到预期效果。

第四,瑜伽教练偏重进行瑜伽体式练习的教学,缺乏对瑜伽理论知识的讲解,甚至有的瑜伽教练自己都不了解瑜伽理论和文化。

(五)瑜伽会员的问题

在健身俱乐部上瑜伽课的会员以年轻女性为主,女性瑜伽会员占绝对的比例。女性会员练习瑜伽,有的是为了减肥塑形,有的是为了缓解身心压力,也有的是为了治疗疾病,总之都有较强的目的性,这导致他们上课时的功利性较强,希望尽快看到效果。有的人为了快速达到目的,擅自延长练习时间和加大练习强度,结果适得其反。

在瑜伽健身练习中,有的人一味只练习各种瑜伽体式,比如燃脂减肥的瑜伽体式、塑形美体的瑜伽体式、治疗疾病的瑜伽体式等;而对呼吸练习、冥想练习、调息练习等不够重视,体式练习与这些技巧练习配合不紧密,导致瑜伽练习的综合效果较差。

三、促进健身俱乐部瑜伽课程开设与发展的建议

通过分析当前我国健身俱乐部瑜伽课程开设的现状和存在的问题,能够基本了解俱乐部瑜伽运动的发展情况,下面从实际情况出发提出改善现状和解决问题的一些建议。

(一)完善设施条件

1.提高重视程度,加大资金投入力度,创建良好的物质环境

创设俱乐部瑜伽课程教学环境,要把物质环境放在第一位,创造良好的物质条件,这是开展瑜伽课程教学工作的基础条件。其中,瑜伽室这一硬件设施是最重要的,其在瑜伽课程物质教学环境中居于第一位。除了瑜伽室外,还要有基本的瑜伽器材与教学设施,这同样是瑜伽教学中必不可少的基础条件。瑜伽课程任务的完成和目标的实现都离不开重要的硬件设施,因此,在俱乐部瑜伽课程开设中要提高对建设物质环境的重视,

在这方面加大资金投入力度。具体要从以下几方面来努力。

第一,建设与完善基础设施,设计瑜伽室,完善室内功能,拓展活动空间,完善配套器材、教学设备,加大这些方面的资金投入力度,从根本上解决场地设施供不应求的问题。

第二,定期检查场地设施,及时发现安全隐患,第一时间加紧维修,延长场地设施的使用寿命,预防因硬件设施的安全问题而造成会员的运动损伤。

第三,美化环境,净化空气,使自然环境与室内环境相互协调,创建和谐的生态环境,给会员带来美好的瑜伽体验。

2. 设计舒适实用的瑜伽练习场馆

有条件的俱乐部可以根据瑜伽运动的特点和课程开设需要建设瑜伽练习馆,为瑜伽教学活动的开展提供专业的基础设施,打造专业和优良的教学环境。建设瑜伽练习馆,要在设计环节下功夫,场馆既要专业、实用,又要有一定的美观度。为达到这些基本要求,应邀请专业设计人员进行设计,并多听取瑜伽教师或教练的意见。

瑜伽练习场馆的设计要突出特色。瑜伽能够陶冶人的情操,美化人的心灵,给人带来良好的愉悦体验,并使人的精神压力、不良情绪得以缓解,使人的体形更加优美。总之,瑜伽运动既能健身,又能健心,还能健美,是培养健康身心素质和精神气质的重要手段。为充分发挥瑜伽的价值与功能,应在瑜伽练习场馆设计中通过突出特色来吸引会员的注意力。在突出特色方面,既包括突出瑜伽运动的特色,也包括突出中国文化特色;既要展示瑜伽运动的魅力,也要展示中国文化与瑜伽文化融合的独特之处。这样的设计能够使会员在场馆中进行瑜伽练习时身心更加愉悦,精神更加放松,心灵更加宁静,从而提高练习效果,实现情感升华。

瑜伽练习场馆还应该有专业的瑜伽器材。随着瑜伽会员水平的提升,他们对练习器材的科学性、安全性、舒适性以及健身性等都提出了更高的要求。基于此,俱乐部应配置标准化器材,配置功能多样的设备,更好地满足会员的需要,为瑜伽课程的顺利实施提供便利。

(二)真实宣传、提高服务水平

健身俱乐部在瑜伽课程宣传中,如果宣传得当,便能有效吸引新顾客,留住老顾客,增加回头客。宣传得当一方面是指要加大宣传力度,利用现代宣传媒介进行广泛宣传,既可以单独宣传,也可以与其他课程捆绑宣传,扩大影响力;另一方面要坚持宣传的真实性原则,不能虚假宣传,否则就是欺骗消费者。

真实宣传主要就是实实在在宣传现在已经开设的瑜伽课程和未来一段时间计划开设的课程。宣传师资的业务能力,宣传的内容并不是越多越好,而是要有特色,即使俱乐部开设的瑜伽课程不多,但如果有特色,做到了人无我有、人有我优,那么也能吸引大量的消费者。

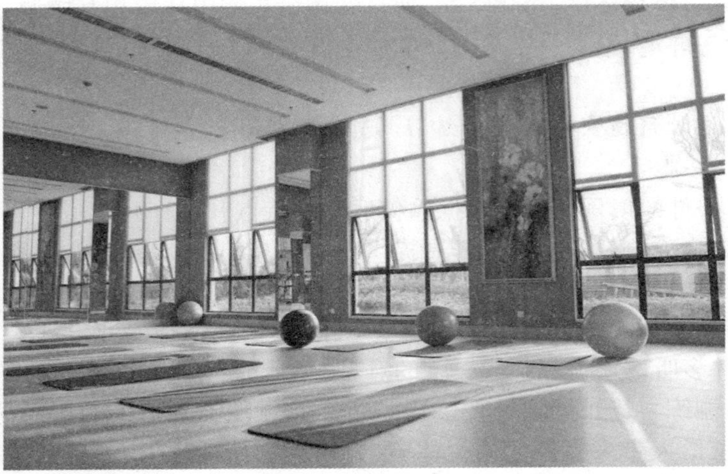

图 2-5　瑜伽室

对瑜伽健身功效的宣传要科学真实,针对不同的宣传对象要侧重介绍不同的瑜伽运动功效。如面向孕妇可以重点宣传孕妇瑜伽,面向肥胖客户可以重点宣传减肥塑形瑜伽,但前提是俱乐部真实开设了这些课程。

除了要进一步加大宣传力度外,俱乐部还要不断提高自己的服务水平和质量,如提供茶水间、淋浴室、休息室,以满足消费者的需要。俱乐部要及时汇总消费者的意见与反馈,从而有针对性地优化服务内容,提高服务质量,使顾客乐意为此消费。

(三)提高瑜伽师资水平

健身俱乐部在瑜伽教师或教练的招聘环节缺乏一定的门槛,资质认证不严格,对在职教练缺乏定期考核,导致俱乐部瑜伽师资水平整体不高。对此,俱乐部在招聘环节必须把好资质关和质量关,并制定专业技能考核标准,加强培训与管理,有效提高俱乐部瑜伽师资队伍的专业素养和业务能力,为俱乐部瑜伽运动的发展提供坚实的保障。

第一,统计瑜伽教练的个人信息,如年龄、学历、教学经验、身体状况等,对教练进行专业培训,包括瑜伽理论知识培训、技能培训和教学能力培训,提高他们的职业素养和专业能力。

第二,定期进行专业考核,包括理论考核和实践考核,采取一些奖励或惩罚措施,调动教练的教学积极性。

第三,为教练提供良好的学习机遇和平台,如参加讲座、交流活动、外出学习等,从而学习与引进科学的教学理论和教学方法,改进俱乐部瑜伽课程的实施现状,提高教学效果。

(四)完善管理机制

健身俱乐部瑜伽运动的发展不仅需要加强市场宣传,关注直接的经济效益,还要做好品牌建设,加强各方面的管理,促进经济效益和社会效益的双丰收,推动健身俱乐部瑜伽运动的健康持久发展。健身俱乐部在瑜伽课程管理方面要做好以下工作。

第一,课程价格要与会员的心理预期相符,能够对广大瑜伽爱好者产生吸引力,并根据不同会员的实际需求开发课程,不断丰富瑜伽课程项目,但同时也要对瑜伽项目的投资成本进行控制,不能盲目开设新奇课程。

第二,加强对瑜伽教练的管理,重视对瑜伽教练的培训,定期进行专业考核,制定奖惩机制,调动瑜伽教练不断学习、自觉提升自我专业瑜伽素养的积极性。

第三,在会员管理方面,要建立会员档案,做好市场调研,不断更新会员档案信息,通过面对面交谈、问卷调查等方式了解会员的需求和对服务的满意度,然后根据反馈进行调整和完善,提高俱乐部服务质量,提升会员的满意度。此外,还要纠正瑜伽只有女性才能参与的错误观念,吸引男性会员上瑜伽课。最后,要引导会员对瑜伽的呼吸、调息、冥想等练习重视起来,将这些练习融入瑜伽体式练习中,从而使身心都得到锻炼。

第三章 瑜伽健身入门教学

开展瑜伽健身锻炼之前需要做好充分的准备工作。本章内容主要介绍的是瑜伽健身入门者所要做的准备工作,包括场地、器材、装备,以及瑜伽运动处方、心理准备和热身、放松等活动,同时对一些比较简单实用的瑜伽姿势进行了阐述。

第一节 场地、器材与装备的选择

对于瑜伽的初入门者而言,他们首先需要解决的问题是"在哪里练习瑜伽?"其次是"需要什么器材和装备?"瑜伽是一门入门较为简单的运动项目,对于自由练习的初学者来说只要有一个安静的空间,一张瑜伽垫以及一套瑜伽运动服就可以开始练习瑜伽了。但是,如果希望能够系统、专业、长期地学习瑜伽,那么就需要选择一个专业的瑜伽馆,找专业的瑜伽教练来指导和监督自己完整地学习。因为,以上这些条件是保障练习者习得较高瑜伽水平的基本前提。

一、场地

练习瑜伽的场地可奢可简,有一个平坦的地面以及一张瑜伽垫即可。但如果想获得更好的训练体验,那么应选择专业的瑜伽馆进行,因为在瑜伽馆内配有全套的设施,还有优美的环境、宜人的音乐等,这些能保障练习者获得更好的学习体验和情绪体验。而且,在专业教练的指导下,也能保证训练的安全。

第三章 瑜伽健身入门教学

（一）普通场地

1. 规格

瑜伽对练习场地没有特殊的要求，在家中、院子里、办公室、酒店房间等都可以，只要有一个可以容纳自己站立和平躺的空间即可。一般为了保护身体，需要有一张瑜伽垫。总之，练习瑜伽几乎不受空间条件的限制，即便在旅行中也可以坚持规律练习。

2. 要求

（1）瑜伽练习者可以在自己家中的卧室、起居室等空间足够的地方进行，但是要注意周围避免放置尖锐物或者硬物，以免在练习时会不小心碰到而损失身体。另外，还要注意环境温度适宜、空气清新且没有噪音干扰等。

（2）对于那些在旅途中练习的练习者，应注意选择安全、安静不会被打扰的空间进行。如在室外练习，应远离海边、游泳池等存在安全隐患的地方，也要提前查看天气情况，避免在大风、降雨等天气下进行。

（3）由于瑜伽体式中有许多是锻炼身体柔韧性的动作，因此应避免在地板、沙发或床上进行，否则容易造成运动损伤。

（二）瑜伽馆

1. 规格

现代瑜伽运动基本上都是在瑜伽馆内进行的。瑜伽馆应该有足够宽敞的空间供多人同时训练，还要具备更衣室、淋浴室等配套空间。为了打造宜人的练习环境，现代瑜伽馆的设计都非常考究，环境音也是淡雅舒缓的音乐，能够起到帮助人们平复情绪、放松神经、缓解压力的作用。一般地，瑜伽馆会铺设专业的地板，防滑且具有一定的减震功能。

2. 设施

瑜伽馆中一般会有一面墙的镜子，这是为了便于练习者随时观察自己的动作是否正确和到位，如有错误可及时发现和纠正。

3. 要求

（1）瑜伽馆应通风良好，因为练习时会大量出汗，所以需要适当通风来保证空气的清新。另外瑜伽馆最好远离闹市区，这样可以为练习者营造舒适安静的练习环境。

（2）瑜伽馆要保持整洁，尤其是地面，不堆放杂物。

二、器材与装备

为了获得最佳练习效果，还需要一些器材与装备配合练习，这样既有利于增强动作的表现力与美感，又可避免不必要的运动损伤。

（一）瑜伽垫

尽管瑜伽运动有多个流派，且每个流派都有大量的体式动作，但是这些繁多而复杂的动作都是可以在一张瑜伽垫上完成的，可见瑜伽垫的选择对瑜伽有多么重要。以下是选择瑜伽垫时几个主要的要求。

1. 材质

（1）PVC 发泡

PVC 发泡的瑜伽垫由于价格便宜，颜色丰富，因此是目前最为广泛使用的一种瑜伽垫。但缺点是 PVC 不容易分解，因此大量生产的话实际上非常的不环保，给环境带来一定的压力。

（2）TPE 发泡

TPE 发泡的垫子主要用 TPE、EVA 和人造橡胶制成，这种瑜伽垫的成本和工艺都比较高，且品质非常好，而且现有的生产工艺能生产出 1 厘米的厚度，练习者使用起来能感受到良好的弹性和柔软性，而且防滑性能优越、易于分解,因此 TPE 发泡瑜伽垫在市场上占有相当的份额。

（3）EVA

EVA 瑜伽垫也具有较好的环保性,但是会伴有一种难闻的气味,而且偏软,使用起来体感不是很好,但优势是价格低廉。目前 EVA 材质的瑜伽垫在中东地区市场销量很好。

（4）CBR

CBR 材质的瑜伽垫,优点是没有异味,且经久耐磨、防滑,能够长期使用。缺点是不能生产多种颜色,市场上主要以黑色为主,而且成本高,较重,不易于携带。

（5）乳胶垫

乳胶垫也比较环保,成本在 PVC 和 TPE 之间,在美国市场很受欢迎。

2. 规格

（1）瑜伽垫的大小

目前市场上的瑜伽垫主要有两种尺寸,一种是 61×173 厘米,一种是 61×183 厘米。

除此之外,阿迪达斯生产的出口日本的 TPE 瑜伽垫是 65×175 厘米的规格。

（2）瑜伽垫的厚度

瑜伽垫的标准厚度为 6 毫米,但市场上常见的厚度在 3~7 毫米不等,只有 TPE 的瑜伽垫能做到 10 毫米厚,而且柔软性能很好,只是价格也偏高。

3. 如何选择瑜伽垫

（1）依据锻炼形式

瑜伽运动内容丰富,初学者会有自己的锻炼侧重点,根据不同的锻炼形式选择合适的瑜伽垫。

①以柔韧练习为主。

如果锻炼是以柔韧练习为主,也就意味着练习者坐在垫子上的时间比较长,那么就应该选择厚一点、软一点的瑜伽垫。但是也不能太厚,因为瑜伽垫太厚会影响身体寻找支撑点,影响锻炼效果,因此厚度适中就好。

②以跳动性动作为主。

比如流瑜伽、力量瑜伽或者阿斯汤加瑜伽等,应选择薄一点、硬一点的瑜伽垫练习,这样会比较安全。

③介于静态和跳跃动作之间的锻炼。

在进行介于静态和跳跃动作之间的锻炼时,选择薄一点的瑜伽垫更适合。因为当瑜伽垫厚度大于6毫米时,身体在运动中会失去与地面接触的感觉,类似一种"失真感",这是不利于锻炼的。但是如果练习者觉得薄垫子硌,可以在做一些动作时垫一条毛巾来缓解。

（2）依据材质

① PVC 垫价廉物美。

PVC 发泡瑜伽垫具有良好的防滑、缓冲功能,而且价格实惠,质量又好,因此受众极为广泛。

② TPE 垫最环保。

TPE 是目前最为环保的一种瑜伽垫产品。它也是瑜伽垫中的最高档用品,不仅不含金属元素、氯化物,而且抗静电、抓地强,每张垫子的重量仅有1 200克,非常方便携带,是很多女性瑜伽练习者的首选。

总之,选择瑜伽垫时要注意以下几点：

第一,柔软、贴地,平铺时抓地力强,出汗时不容易滑动是首要标准。

第二,携带方便。

第三,安全无异味。

（二）伸展带

伸展带也称为"瑜伽绳",是瑜伽垫之外另一款比较常用的瑜伽健身装备。

1. 伸展带的作用

（1）伸展带主要是用来帮助初学者完成某些无法达到的动作的。由于初学者往往肌肉较为僵硬,骨骼的灵活性也欠佳,在练习一些动作时很难达到该有的位置,此时,在伸展带的帮助下,可以使动作接近或者达到标准。经过一段时间的练习后,就可以放弃伸展带自己完成了。

（2）由于伸展带弹性好,在做一些伸展动作时借助伸展带能延长姿势的停留时间。

（3）在做腰部柔韧或腿部伸展练习中,伸展带能够帮助初学者更好地完成动作。

2. 伸展带的规格

伸展带的长为183厘米,宽为3.8厘米。

3. 伸展带的选择

(1)选择100%纯棉制的伸展带。其他如PP线、丙纶带、锦纶带、尼龙带等都是不正规的。
(2)伸展带手感厚实且柔软的是较为优质的。
(3)易于清洗。每次训练中会伴随大量的出汗,因此伸展带易于清洗非常重要。
(4)耐久实用,便于携带。

(三)瑜伽砖

1. 瑜伽砖的作用

(1)瑜伽砖主要适用于瑜伽初学者,或者是那些柔韧性基础较差的瑜伽习练者。通过瑜伽砖的支撑作用,能够帮助他们调整身体姿势,使动作的完成程度更加标准。比如金刚坐、英雄式坐姿等,绝大多数的初学者,其脚背往往会由于不够柔软而无法正确完成动作。借助瑜伽砖的支撑和助力,则可完成练习。
(2)在练习一些高难度动作时,瑜伽砖可以起到防止练习者拉伤的作用。在瑜伽砖的帮助下,能帮助练习者完全地伸展手臂、腰部、盆骨等部位,当身体适应后,可缓慢撤掉瑜伽砖,从而循序渐进地完成延伸等动作。

2. 瑜伽砖的选择

常用的瑜伽砖的规格为23×15×7.6厘米,一般以泡沫材质居多,也有少数木质的瑜伽砖。不同硬度的瑜伽砖具有不同的效果,这要依据练习者的具体需要而选择。

在选择瑜伽砖时,还应注意以下性能:

(1)防水、防滑。

(2)轻便、耐用。

(3)柔韧、抗裂。

(4)环保、安全。

(四)抱枕

抱枕主要用于恢复课程中,通过抱枕可以让动作姿势更加优美,让练习者更加舒适,因此是比较常用的瑜伽工具。

(五)毛毯

毛毯在瑜伽健身锻炼中有多种用途。毛毯可以根据需要叠成不同的厚度,可以为习练者的身体提供支撑功能;还可以卷起来作为经枕和腰枕,在恢复课程或挺尸放松时可以使用它来放松身体;在冬季练习后,还可以为身体保暖。

(六)眼枕

眼枕在实际的瑜伽运动中用得并不多,但对彻底放松很有帮助。

1. 瑜伽眼枕的作用

瑜伽的眼枕具有一定的温热效应,因此能帮助习练者休息及放松。比如,在瑜伽冥想、放松动作、就寝或发生眼部疲劳时都可以使用瑜伽眼枕,使眼睛得到放松和休息。

2. 瑜伽眼枕的选择

尽量选择丝绸面料,因为丝绸能呵护皮肤,非常舒适。还可以选择含荞麦、亚麻、绿豆、薰衣草等材料的眼枕,因为这些都对人体有缓解神经、镇静、润肤的作用。

（七）服装

1. 瑜伽服装的特点

瑜伽服装代表着瑜伽文化,有很高的辨识度,同时,瑜伽服装也反映了这项运动的风格和特点。瑜伽是一个动静交融的运动,因此要选择合适的服装,要同时能彰显出瑜伽的这一风格。

首先,瑜伽服装要能够让瑜伽练习者穿起来舒适,这样在健身活动中才能充分地伸展身体,将动作做到位。柔软舒适的瑜伽服也有利于人的呼吸掌控,发挥瑜伽运动中呼吸的作用。

瑜伽运动非常注重能量的流动,追求充分的呼吸,因此,舒适、透气又不过分紧绷的衣服最为合适。

2. 如何选择瑜伽服

（1）款式

瑜伽服应该是简洁、大方、舒适的,尽量减少对身体的约束,更不要有饰物,尤其是金属饰物,这是保证瑜伽运动安全进行的首要前提。总之,以让身体不感到束缚为标准。

（2）样式

瑜伽服装比如袖口、裤脚这些要自然敞开,而不是紧紧扎起来。整体上是宽松的、随体的,同时避免很多抽绳,以免运动中产生牵绊。

（3）质地

瑜伽服要具有良好的柔软性,且选择天然的材质制作,这样才会具有较好的吸汗性,不会让穿着者因为运动出汗而感到黏腻。但是也不能选择纯棉织物,因为纯棉的服装弹性较差,会影响运动中身体做各种伸展动作、跳跃动作。

（4）颜色

瑜伽服装对颜色没有特别的要求,美观大方即可,可以是色调鲜艳的,也可以是柔和低调的。练习者可以尽情选择自己喜欢的颜色,这样在训练中才会愉悦身心,有助于训练的效果。

总之,选择瑜伽服的基本准则是避免身体受到束缚,可以自如舒展身体即可。

3. 注意事项

在进行瑜伽锻炼之前,要去除身上所有的饰品,包括腰带、手表、手镯、耳环等,如果佩戴的项链和戒指上有尖锐物或体积较大的挂坠等,也要摘掉存好后再进行瑜伽练习,以免在练习中扎到自己,或者划破瑜伽垫等运动辅助装备。

第二节 健身处方的制订

健身瑜伽具有许多实用的功能,只要坚持科学训练,便能够得到明显改善身心的效果。

一、锻炼目标

每个开始瑜伽健身的人都有自己的目标,可能是为了改善身体的某些问题,或者想陶冶情操,或者是喜欢印度文化,或者是为了拓展社交圈子,等等。总之,在正式开始瑜伽健身之前,要明确自身的目标,然后才能根据目标合理制定运动处方,进而获得理想的效果。

（一）近期目标

近期目标是指锻炼者近期可以达到的目标。近期目标的设计要根据练习者的具体需求而定。近期目标能督促人们更加积极的锻炼,为了实现近期目标锻炼者会主动克服困难,使训练更有效率。在制订训练目标的时候,可以选择一两个提升体能的构成要素,时间周期可定为一个月或者两个月。在实施时,尽量从容易实现的目标开始,因为一定的积极反馈会激发练习者的练习动力,使练习者更加有信心完成后面具有挑战性的目标。

（二）远期目标

远期目标是由一系列的近期目标组成的。随着近期目标的逐步实现，练习者的技能更加娴熟，体式完成更加标准，那么就可以调整高难度的瑜伽体式或组合。而且随着运动素质的提升，运动体验也会越来越好。

远期目标是一个渐进的、发展的目标，具有较高的可调节性，也是激励练习者不断前行的动力。

二、运动负荷

运动负荷是制订运动处方的重要元素，恰当的运动负荷是帮助锻炼者实现运动目标的根本。但是，运动负荷的制订并非易事，负荷低了达不到运动效果，负荷高了有可能造成损伤。只有在实践中不断摸索，才能找到最佳的负荷量。此外，运动负荷需要根据身体素质和技能的改变而不断调整，这是一个动态的、循序渐进的过程。总之，需要综合考虑锻炼者的身体状况和所要达到的目标，并以此为依据来制订科学的身体锻炼计划。

三、运动强度

科学安排运动强度是另一个重要方面。瑜伽运动看似是偏静态的，没有那么高的强度，但是如果真的将每一个体式都认真做下来，会是非常难的，需要力量、柔韧、耐力等素质都具有较高的水平。同时，还需要瑜伽锻炼者很好地掌握了瑜伽的相应运动技巧。因此，适当的运动强度会推动锻炼效果的不断提升。运动强度过小则很难达到效果；运动强度过大则过犹不及甚至还会发生意外。

一般在运动实践中，确定运动强度有以下两种方法。

（一）心率简易推测法

（1）年龄在20岁左右的年轻人，身体健康，能坚持体育锻炼，欲进一步提高身体机能，可取最大心率值（最大心率值=220－年龄）的65%～85%。

（2）年龄在 45 岁以下，身体基本健康，有运动习惯者，开始进行健身锻炼，可取最大心率值的 65%~80%；没有运动习惯者，开始进行健身锻炼，可取最大心率值的 60%~75%。

（3）年龄在 45 岁以上，身体基本健康，有运动习惯者，开始进行健身锻炼，可取最大心率值的 60%~75%；没有运动习惯者，建议根据自身情况咨询专业人员来指导和确定运动强度。

（二）主观疲劳程度

运动的疲劳程度大致分为10级。具体为：0~1级，没感觉；2~3级，尚轻松；4~5级，稍累；6~7级，累；8~9级，很累；10级，精疲力竭。因此，健身锻炼的运动强度应控制在主观感觉疲劳程度的 4~7 级之间。

四、运动频率

运动频率是指每日及每周锻炼的次数。一般每周锻炼 3~4 次，即隔日锻炼 1 次即可。有充足的休息时间，可使机体得到充分的休息，收到更好的锻炼效果。

五、运动持续时间

运动强度和运动持续时间，决定了一次锻炼的运动量和热量消耗。运动持续时间与运动强度成反比。运动强度大，运动持续时间可相应缩短；运动强度小，则运动持续时间应相应延长。

一般的健身瑜伽，运动持续时间在 40~60 分钟之间为宜，其中包括热身活动时间、锻炼时间和放松时间。每次健身瑜伽不用追求持续很长时间，而是要保证动作的质量和标准度等，盲目延长锻炼时间并不会增强锻炼效果，有时反而会因疲劳而造成运动损伤。

第三节　心理准备与调适

在真实开展健身瑜伽之前,除了要做好身体的准备之外,还应做一些必要的心理准备和调试。只有让身心都处于最佳状态才有利于锻炼效果的实现。

一、瑜伽的心理准备

瑜伽健身者除了要对自己的身体有一定的了解和认识外,还应在心理方面做好充分的准备。

在瑜伽练习过程中,瑜伽健身者要学会通过心理来观察身体,并以此形成良好的行为习惯。身体和心理本来就是彼此呼应的、相通的,良好的心理准备有助于瑜伽过程的顺利进行。练习前,瑜伽健身者首先要调节好心理和情绪状态,对接下来的瑜伽训练有期待,并感觉到自己已经做好了充分的准备。

进行瑜伽健身练习时,心理上的准备同身体上的准备是同等重要的,甚至从某种程度上来说,心理上的准备要比身体上的准备更加重要。这就要求瑜伽健身者要在心理准备工作方面加强重视。

一般来说,瑜伽健身者的心理准备主要表现在道德规范、自身的内外净化、对精神感觉的控制三个方面,具体如下。

（一）道德规范

练习瑜伽也需要进行道德方面的规范,因为一切身心的修持都要以道德为基础,如果道德规范有所不足或者欠缺约束,那么训练只能停留在身体层面,无法体会瑜伽的哲学内涵和文化意义,更加难以达到"梵我合一"的境界。

瑜伽道德规范,应"以德为指导,以德为成功之母,以德为功之源"。此处的道德主要是指真实、节欲、无欲、不偷盗、非暴力,是对瑜伽健身者最为基本的要求。

瑜伽的流派非常多,各自有着不同的侧重点,不过这些瑜伽流派虽然多,但它们都对瑜伽健身者的基本道德作出了规范。例如,有关瑜伽健身者修炼内心、伦理自制、基本道德等方面的内容在阿斯汤加瑜伽的八支分法中就有出现,其具体内容主要包括五持戒和五遵行两个方面。

1. 五持戒

五持戒主要是指人在伦理和道德方面的自制,其内容具体包括五个方面,即不偷盗、不杀生、不贪婪、不妄语、不纵欲(表3-1)。

表3-1 阿斯汤加瑜伽的五持戒[①]

持戒	释义
不偷盗	不偷窃,摆脱占有欲与妒忌心。
不杀生	即非暴力,不能伤害任何生灵。它指出真正的非暴力是一种心境,一种充满对世界万物的同情和怜爱的生活态度。这样才能寻求内心的安宁。
不贪婪	要求人要戒贪欲,勿囤积钱财,懂得简单生活,慷慨大方,消除贪念。
不妄语	指人的心灵、言语和行动的诚实,也被视为道德的最高法则。
不纵欲	要求人要懂得节欲,并且万事都要有所节制。

2. 五遵行

五遵行主要包括五个方面,即洁净、苦行、知足、自省、敬神(表3-2)。

表3-2 阿斯汤加瑜伽的五遵行[②]

遵行	解释
洁净	指身、心、灵、环境的纯洁和洁净。
苦行	人要朝着内心明确的目标和方向努力,才能洞察一切。
知足	要求人要学会培养内心的快乐,知足不是依靠外界和他人寻求快乐。
自省	人在学习知识的同时,更要有意识地进行对自我的学习,从而不断加深对自我本质的认识和理解。
敬神	主张把自己的一生奉献给神,以求得自我的净化。

① 韩晔. 瑜伽教学 [M]. 哈尔滨:黑龙江教育出版社,2018:84.
② 罗秀敏. 瑜伽文化与教学研究 [M]. 北京:九州出版社,2017:106.

（二）内外净化

瑜伽源于早期印度修行者们对动植物的特有动作的借鉴与效仿，以达到修心养性、健体强身的目的。这是一种适用于所有人的运动，每个人都可以根据自身的身体情况选择相适宜的体式进行练习，不需要具备什么运动天赋，只要怀有对健康的诉求和对美好生活的向往，就可以从瑜伽的练习中获益。因为瑜伽不仅是对身体的锻炼，也包括净化心灵、缓解精神压力的作用。具体可体现为以下两个方面：

第一，在瑜伽修持中，要求练习者做到"外净化"，即端正自己的行为举止，常行善行，不做对身体有损耗的事情。

第二，同样的，瑜伽还要求练习者做到"内净化"，即摒弃一切恶念或不良情绪，包括贪欲、迷恋、狂乱、嫉妒、愤怒、悲观厌世等。

（三）控制欲望

瑜伽修行要求练习者要控制自身的各种欲望，以达到修身养性、提高悟性的目的。人类应该掌握控制欲望的能力，远离不自然的、超过合理范畴的欲望，让内心不被外在事物所牵扯，保持平和安静，将意识集中于当下生活、锻炼或者工作的一件事。保持内核的稳定是一个人精神健康的重要素质。

总之，瑜伽运动具有同时调节人们生理、心理、精神以及情感的功能，长期坚持练习，会得到身心的全面发展和提高。

二、瑜伽的心理调试

（一）呼吸

如果在瑜伽运动中，仍然难以让心情平静，那么可以先调节呼吸，通过深呼吸让自己逐渐安静下来。将注意力集中在呼吸上，只关注当下的一呼一吸，感受气流在体内的流动，感受身体随着呼吸而轻微起伏。逐渐地，练习者会感到身心宁静，心胸豁然，此时就可以开始正式的瑜伽练习了。

（二）冥想

冥想是调节心理和情绪的非常有效的方式，已经受到很多人的认可。而且冥想的练习方法也十分简单，对空间和时间也没有过多的要求，只要有一个安静的空间，哪怕仅有 10 分钟，就能够让人的心里获得安静、放松，放下焦虑，排除杂念，全然接纳自己。

第四节　热身与放松

在瑜伽练习的入门阶段，首先要熟悉的就是热身动作和放松动作，这是保障正式瑜伽练习开展的前提，但这往往也是初学者容易忽视的部分。因此，瑜伽教练应加强对热身和放松动作的强化，并讲解其对瑜伽练习的重要性。

一、热身

（一）拜日式

拜日式是广为人知的瑜伽经典动作，也是在热身阶段最常采用的练习动作。拜日式由 12 个姿势组成的，它的动作源于对初升太阳的顶礼膜拜动作，象征着人类对自然力量的敬畏之情，向太阳赐予地球的光明和温暖而表示感谢。因此在练习拜日式时，应怀有敬畏和感恩之心。

在拜日式的一整套动作中，有大量的伸展全身的动作，通过全身的伸展，能够有效地锻炼核心肌群以及调整脊椎。经历几千年的传承和优化，拜日式的动作实践证明了它是非常有效的健身锻炼方式，只要每个动作都能做到位，那么对于人体的呼吸系统、血液循环系统、消化系统等都有积极影响。长期习练能起到很好的日常保健和舒缓心情的作用。

1. 站直

双手合十,身体以山式站立,并从上到下关注身体的每个部分,让自己由内而外放松,保持心的安静与虔诚。

2. 吸气

吸气的同时双臂向上举至伸直,并且尽量贴近耳朵。双脚站稳,身体保持挺拔。头不要向后仰,眼睛看向指尖方向。

3. 吐气

吐气的同时上半身逐渐向前倾斜,眼睛看向肚脐方向,双手手指放在脚的两侧。对于初学者而言,可能一开始还做不到,那么可以弯屈膝关节,双手手指努力触及瑜伽垫。

4. 吸气

再次吸气,右腿向后一大步跪于瑜伽垫上,然后伸直右腿,用右脚掌撑地,左腿膝盖垂直于脚跟,成一个直角,臀部下沉,右大腿内旋。体会右大腿前侧的肌肉拉伸的感觉。

5. 屏息

屏息,同时左腿也向后跨,使身体呈俯卧撑姿势,以双掌和双脚的前脚掌支撑身体重量,头、脊椎和双腿成一条直线,眼睛看向前方的1米处,收紧核心,挺胸。

6. 吐气

再次吐气,弯曲手臂,使胸腔、头部向下,让尾骨向天空方向,前脚掌轻压地上;手肘夹紧在身体两侧。

7. 吸气

手掌压地让身体轻松引向上,同时,伸直双腿,直到胯部接触瑜伽垫,胸部向前向上,眼睛看斜上方,手肘微弯,靠近身体两侧,肩膀下沉,大腿和脚用力,防止腰椎承受压力。

8. 吐气

放下胸部,脚踩地,手掌稳稳推进地面,臀部抬起,体重均匀分布在手掌和脚掌,眼睛看肚脐方向,放松颈部和肩膀,防止肩膀下压过度。

9. 吸气

回到动作4。

10. 呼气

回到动作3。

11. 吸气

回到动作2。

12. 呼气

回到动作1,闭上眼睛深呼吸。

拜日式可以用来热身,也可以单独进行5～12次,作为每天的瑜伽体式练习。

(二)眼部放松

瑜伽运动追求全身心为一体,因此对身体的各个部位都有相应的锻炼方式。眼睛健康与否对人的生活具有重要影响,因此可以在日常生活中多采用瑜伽的方式进行眼部的放松练习。

（1）闭上眼睛，以顺时针方向轻轻转动眼球，转动 5 圈后，再逆时针转动 5 圈，速度可以先慢后快，完成后放松片刻。

（2）闭上眼睛，让眼球做对角线移动。移动路线为右上角—左下角—右下角—左上角，重复 4～10 组，完成后放松片刻。

（3）完成上述练习后，双手快速揉搓，直至掌心发热，并趁热温敷眼睛，可以很好地缓解眼疲劳。

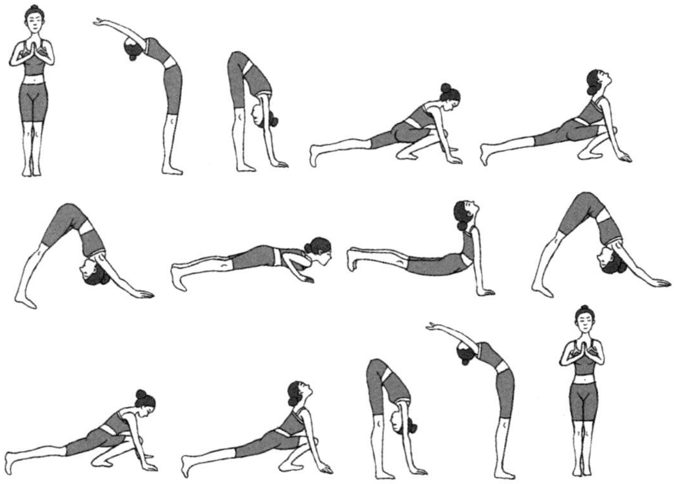

图 3-1　拜日式

（三）颈部放松

（1）端坐于瑜伽垫上，吸气，保持上身挺拔，且自然放松。

（2）呼气，头向后仰，动作轻缓，用后脑勺尽量向脊椎靠近，在不能再靠近的位置停留 5 秒。呼气，缓慢还原。

（3）呼气，低头。用下巴轻触胸部，吸气，还原。

（4）呼气，肩膀保持不动，头向左努力靠近左肩，尽量让左耳贴上左肩并保持 5 秒。吸气，还原。

（5）呼气，同动作（4），方向换位右边，保持 5 秒。吸气，还原。

（6）下巴轻触胸部，然后头朝按照前、左、后、右的方向转 5 圈，然后再反方向转 5 圈。

（四）指关节运动

（1）均匀呼吸，向前伸直手臂，准备练习。
（2）吸气用力握拳，呼气张开手指并充分伸展，反复动作。
（3）并拢十指，伸直，吸气，十指尖努力向上，呼气，十指尖用力向下。

（五）手腕运动

（1）十指平伸，将大拇指包裹在掌心中，成握拳状。
（2）先是以手腕为轴，吸气，拳头向上，呼气，拳头向下，然后自然呼吸，手腕顺时针转动5圈后，再逆时针转动5圈，恢复，放松。

（六）肘部运动

（1）双手握拳，手心向上，使双手的小指相互靠近。吸气，屈肘使小臂向胸前移动，到达胸口时，呼气，转拳，手心向下，然后向前伸直手臂，两肘关节尽量靠拢。重复10次。
（2）做反方向的动作，重复10次，放松，休息。

（七）肩部旋转运动

（1）沉肩，屈肘使双手触及同侧肩部。吸气，打开胸廓，以肩部为轴，双臂同时做向后转动画圈的动作，转动到最大位置时呼气，然后肘关节向前上方画圈，逐渐靠拢，重复5组。然后做反方向的动作。
（2）同动作（1），做直臂的肩部旋转运动，完成两个方向的练习，放松。

（八）中背部运动

（1）吸气，双臂平行前平举，呼气，以腰为轴，双臂同时向左后方转动，左臂保持伸直，右臂可随转动而自然弯曲，眼睛始终跟随左手指尖方向，吸气，恢复原位。
（2）做相反方向的动作，方法同（1）。

第三章　瑜伽健身入门教学

（九）下背部旋转运动

（1）自然站立，一只脚向同侧迈出一大步。大脚拇趾稍内扣，两手扶在髋部上。

（2）分别做顺时针、逆时针转动，向前画圆时吸气，向后画圆时呼气，尽量用髋部画圆，双腿不要移动。

（十）开膝运动

（1）直立，双腿与肩宽，屈膝，两手扶在膝盖上。

（2）深吸气，呼气时下蹲，将一侧的膝盖靠住另一侧的脚心侧面。

（3）吸气还原，呼气时下蹲另一侧腿，吸气收回，呼气双膝同时下落，重复动作。

（十一）脚踝运动

（1）双脚站立，将重心放在一侧脚上，另一腿稍向前抬起，伸展脚踝，吸气，尽力向上勾脚尖，呼气，向下绷脚面，从而使脚踝得到充分伸展。

（2）保持呼吸均匀，先后以顺时针和逆时针方向旋转一侧脚踝，1分钟后换另一侧重复练习，做1分钟。

（十二）手臂伸展练习

直立或者简易坐都可以，然后吸气，双臂向上抻拉身体，带动脊柱、侧腰都得到充分伸展。呼气，手臂分别向两侧下落，充分伸展。

（十三）腰部转动练习

经深吸气胸廓打开，呼气，双臂环抱，向后转动，自然呼吸，呼吸加深时转动幅度加大，吸气收回，呼气做另一侧。

（十四）脊柱伸展练习

站立或简易坐，深深吸气，双臂向上充分伸直，然后呼气，上半身向前下方下落，脊柱充分伸展，额头贴住双腿，做不到的初学者可以努力用双手向地面伸展，感觉脊柱被深深地拉伸，全程保持均匀呼吸。

（十五）背部伸展练习

双腿伸直，双手扶脚跟或双腿，吸气抬头脊柱延展，呼气贴靠上身与双腿。

（十六）牛面坐练习

双腿盘坐，吸气，充分向上展开胸廓，呼气，向前下方延伸脊柱，用下巴或额头贴靠膝盖，初学者做不到可以尽力朝着这个方向延展，肩部、臂部和背部保持放松，自然呼吸。

（十七）花环式练习

双脚合拢蹲起，脚面完全贴靠地面，双膝打开，双手置前或扶住脚跟，经吸气，呼气额头向下贴地，几个呼吸后，吸气双手向前交握平举，自然呼吸。

（十八）兔子式舒展练习

双膝跪地，勾双脚，双手臂环抱大腿，然后用额头或头顶触地，放松，自然地呼吸。

（十九）全身舒展练习

（1）双臂放松，头部、躯干放松，经吸气逐渐起身，山式站立，调整呼吸。

（2）双臂于体侧打开，在头顶交叉翻转手心向上，经吸气，呼气，躯干向上延伸后向侧面舒展抻拉,呼气回到正中,做另一侧。

(3)再次吸气,呼气,身体分别向后方平转,转动中双腿不做任何移动与弯曲。

二、放松

(一)挺尸式

平躺在瑜伽垫上,双腿打开略比肩宽,双臂自然地放在身体两侧,双手手心向上。缓慢地深呼吸,并将专注于自己的呼吸。感受呼吸使身体产生的微微的起伏,身体各个部位开始放松下来,心情平静而欣喜。

挺尸式对于释放压力、缓解焦虑,以及调节自主神经、促进消化系统和改善免疫系统等都具有一定的积极作用。

(二)婴儿式

臀部跪坐在双腿上,吸气,抬头,展胸,呼气,双臂向前延伸脊柱,俯身,用额头努力触及瑜伽垫,保持均匀呼吸。感觉身体全然放松,就像在母亲的子宫一样安全而舒适。

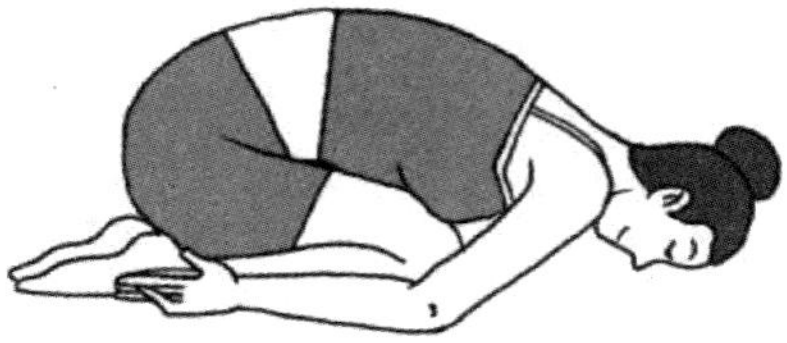

图 3-2　婴儿式

(三)排气式

仰卧于瑜伽垫上,屈膝,让膝盖靠近肋骨,双手掰住双脚,努力使脚心向上,背部贴瑜伽垫。排气式能够充分地伸展背部肌肉和脊柱,尤其是做完后弯体式时,通过排气式缓解将十分有效。

第五节　基本姿势

学习瑜伽要从基本姿势开始,掌握基本姿势之后才能进阶去学习中级和高级的体式。瑜伽练习的基本姿势包括站姿、坐姿、卧姿,这三个姿势是瑜伽的各种招式的基础。中级和高级招式也都是从这三个基本姿势发展出来的。因此,打好基本功,正确熟练地掌握基本姿势是非常重要的。

一、瑜伽站姿

这里主要以山式站立为主进行介绍。

身体直立,双脚并拢,双臂在体侧自然伸展,五指并拢。注意保持身体的稳定、放松,不要紧绷,就像一座大山一样稳稳地在那里,这就是山式站姿。

二、瑜伽坐姿

(一)简易坐

(1)坐在垫子上,上身保持自然而挺拔,屈膝收腿,使右脚脚心贴在左大腿内侧,左脚脚心贴在右大腿内侧。双手自然放在双膝上。

(2)保持该姿势10分钟,调节呼吸至均匀、平缓而深沉,然后放松。在练习该动作时要体会身体的放松,坐姿舒适但不松懈,呼吸平缓地在身体里流淌,内心逐渐感到宁静。

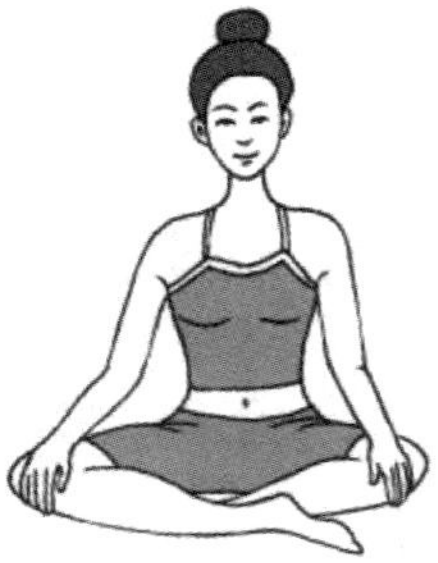

第三章　瑜伽健身入门教学

图 3-3　简易坐

（二）雷电坐

双腿跪地，两小腿胫骨和两脚脚背贴在瑜伽垫上，两脚靠拢，同时两个大脚趾互相交叉，两脚跟向外指，然后臀部向下落在两脚内侧，坐于两个分离的脚跟之间。双手自然放在大腿上，手心向上，十字交叉，两拇指相对。调节呼吸至均匀，保持该姿势 10 分钟。雷电坐能够比较快地让心灵进入宁静的状态，还具有促进消化的作用，能够缓解胃部的不适感（图3-4）。

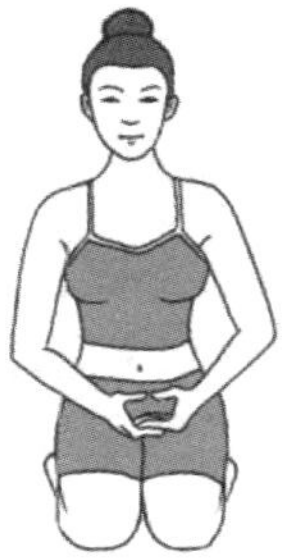

图 3-4　雷电坐

（三）吉祥坐

坐于垫子上，屈膝弯腿，将左脚跟靠在对侧腿的小腿处，右脚自然地放在左大腿和左小腿肚之间。双手呈莲花指样，手臂、肩部不要紧绷，找到自然放松的最佳姿势。

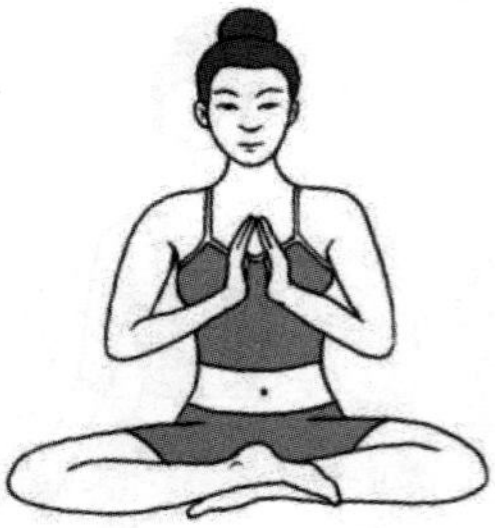

图 3-5　吉祥坐

（四）至善坐

（1）坐于垫子上，上身自然挺直，双腿弯曲，使左脚跟紧紧贴住会阴部位，右脚放在左大腿根部。双臂自然放松使双手放在膝盖处，双手呈莲花指样，注意手臂、肩部不要紧张、僵硬。初学者如果做腿部动作吃力，可以将右脚背放在左脚上，以半盘姿势练习即可。

（2）练习时应注意两脚跟对会阴的顶压应适度，不要使身体出现不舒服的状况。

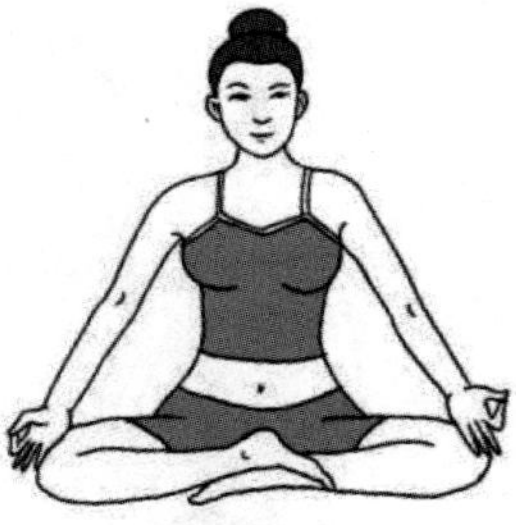

图 3-6　至善坐

（五）半莲花坐

（1）坐于垫上，先屈左膝使左脚脚跟置于会阴处，然后屈右膝努力让右脚脚跟抵在脐下，脚心向上，放在左大腿上。打坐后轻轻按摩膝盖、双踝等关节，以及小腿肚和大腿等肌肉。

（2）在练习时应密切关注膝关节和踝关节的感受，若感觉很勉强则停止此动作，先练习其他更简单的坐姿。

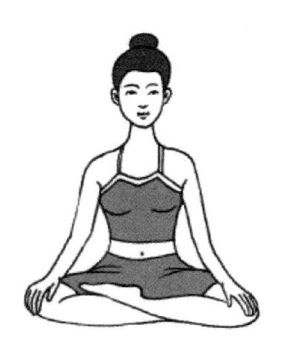

图 3-7　半莲花坐

（六）全莲花坐

（1）坐于垫子上,先将右脚放在左大腿上,脚跟于肚脐区域下方,然后双手抓起左脚,扳过右小腿上方,放在右大腿上,两只脚的脚心都朝向上方。双膝尽量紧贴地面。

（2）在搬腿和压腿过程中,主要动作要缓慢,感受身体的承受能力,并酌情移动,尤其是膝盖一定要平稳向下,不可向上浮动。动作结束后,要轻轻放松和按摩膝盖、脚踝等关节位置。

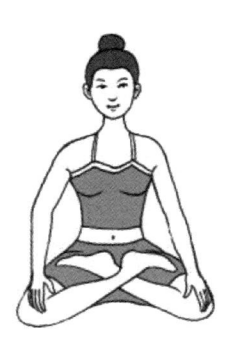

图 3-8　全莲花坐

三、瑜伽卧姿

（一）躺卧式

（1）身体平躺,尽量伸展脊柱,双臂自然放在身体两侧。脚跟向前伸,脚尖向上伸,双脚稍微打开。

（2）右腿屈膝,右手握住右脚大脚趾,左脚不离开地面。

（3）吸气,右脚慢慢向上伸展,努力绷直右脚,同时保持脚跟向上,脚趾向前勾。注意头部、肩膀和背部始终保持靠在垫子上。

（4）调整呼吸,慢慢放下右腿,双手放于身体两侧,全身放松,再换另一侧腿继续练习。

（二）躺姿修长伸展法

（1）平躺于垫子上,双腿并拢,双臂自然放于身体两侧。

（2）吸气,同时向上伸手臂,双臂交叉在头顶上方伸直,努力拉伸手臂。

（3）向上抬起双脚并绷直脚面,使双腿与地面呈 30° 角,并保持 2 分钟。慢慢吐气并慢慢恢复原位。

（三）仰卧扭腰式

（1）身体仰卧。

（2）屈膝,然后用脚跟努力靠近臀部,双臂伸直与身体呈 90° 角。

（3）上半身不动,双腿同时向左侧倾斜至左膝碰垫面,头部向相反的方向慢慢转动,并望向手指方向。

（4）轻轻呼吸,保持该姿势不动,头和双膝慢慢恢复原位。

（5）和（4）一样,只是做方向相反的动作。注意扭转时是腰部运动,双腿始终并拢。

（6）完成（5）的动作之后,双腿、双手原位,放松全身。

第四章 瑜伽修习指南

呼吸与调息、冥想、收束与契合是瑜伽运动的基本功和基本技巧。健身者只有熟练掌握这些基本功,才能更加顺利地完成瑜伽体式健身练习,提高练习效果。在瑜伽健身练习中,体式、呼吸、冥想三者是融为一体的,能够使健身者达到身心合一的境界。本章主要对瑜伽呼吸与调息、冥想、收束与契合的具体练习形式与操作方法进行介绍。

第一节 呼吸与调息

一、瑜伽呼吸的重要性

在瑜伽健身练习中,练习者的吸气时间、呼气时间及二者之间的屏气时间应该有意识地延长。吸气、屏气、呼气一气呵成,能够使身心进入安定、静谧的状态。

呼吸是生命的基础,瑜伽呼吸是瑜伽的精髓,对人体健康的意义重大,其重要性主要通过一些作用体现出来。下面从瑜伽呼吸三个方面的重要作用来说明其重要性。

(一)按摩内脏器官

在瑜伽运动中,呼吸伴随着横膈膜的上下运动和胸腹部肌肉的收缩运动,通过呼吸,可以按摩人体内脏器官,尤其是胸腔和腹内器官,同时也能排出体内的废物和浊气,使身体内环境从内而外得到充分的净化。

（二）增强身体机能

在吸气过程中，大量氧气进入体内，可以对机体血液循环起到促进作用，而呼气则能够排出体内废物。不断的吸气和呼气能够使肺部机能得到锻炼，使呼吸系统功能得到改善，促进呼吸机能的提升和呼吸系统免疫力的增强。

（三）控制情绪

瑜伽呼吸的节奏并不是一成不变的，呼吸节奏需根据练习内容的变化而调整。通过对呼吸节奏进行调整，能够使交感神经系统和副交感神经的平衡得到相应的调节。瑜伽练习有时需要做深呼吸，这有助于使身体得到放松，消除烦躁不安的情绪，使情绪得到合理的调控，保持稳定。性格急躁的人适合通过瑜伽呼吸练习来改善性格。

总之，如果人的呼吸出了问题，身体机能的很多方面都会受到直接的影响，包括消化系统机能、循环系统机能和排泄系统机能等，使这些身体系统积蓄大量的毒素，最终引发疾病，危害生命健康。

二、瑜伽呼吸的方式

瑜伽的呼吸方式主要包括肩式呼吸、胸式呼吸、腹式呼吸和完全呼吸（图4-1）。瑜伽初学者适合采用前两种呼吸方式，这样比较容易使身体和心理更加放松，避免身体与精神处于不自然的紧张状态。有了一定的基础之后，再慢慢向腹式呼吸过渡。完全呼吸要在掌握前面几种呼吸方式之后再学习和使用。不同瑜伽练习者的个人情况各不相同，所以呼吸方式也没有严格的标准。练习者不要强迫自己使用某种呼吸方式，呼吸状态要保持自然，与身体练习相协调，使身心处于舒适、平静的自然状态即可。

第四章　瑜伽修习指南

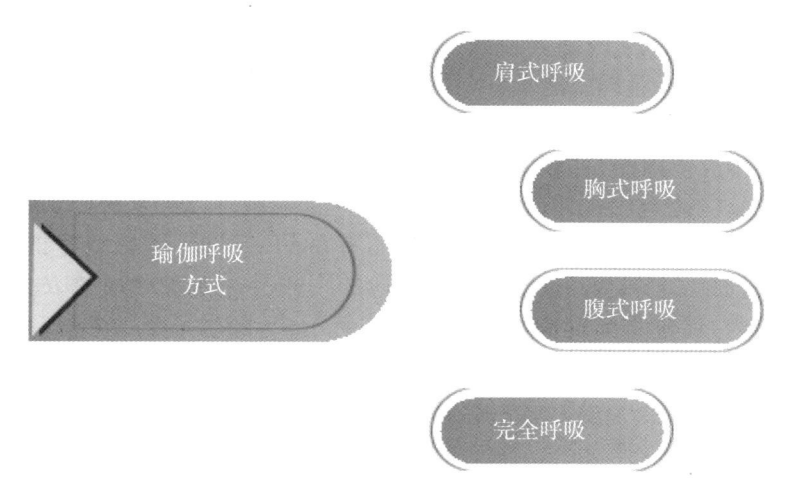

图 4-1　瑜伽呼吸的方式

下面简单介绍四种常见呼吸方式。

（一）肩式呼吸

站立或端坐在垫子上，两手置于锁骨处，用鼻吸气，持续缓慢完成，吸气的同时慢慢耸肩、收腹，感觉空气已经充满胸腔时，再用鼻呼气，缓慢且深长。

（二）胸式呼吸

站立或端坐在垫子上，用鼻吸气，缓慢且深长，腹部处于自然静止状态时，胸腔缓慢扩张到最大程度，感觉胸腔中已充满氧气，然后呼气，深长一些，呼气的同时肋骨向下并内收。

（三）腹式呼吸

使用腹式呼吸方式可以将肺部功能充分发挥出来，增加肺活量，增强心脏功能，同时也能使消化系统运行的动力增加，有利于释放肠道淤积物质，将毒素排出体外。腹式呼吸是胎儿时期和婴幼儿时期的主要呼吸方式，长大后就主要采用胸式呼吸法了。

在瑜伽练习中采用腹式呼吸法时，方法为挺尸式。

具体方法为：两手放在腹部，缓慢吸气，感受腹部扩张，像气球般被气体充满，横膈膜向下运动，气体被更大的容积承载，然后缓缓深呼气，这时腹部像气球泄气一样收缩，横膈膜向上运动，气体的承载空间被压缩，尽可能排放体内滞留的气体。

在瑜伽练习中采用腹式呼吸，姿势不受限制，站姿、坐姿、仰卧姿、走姿都可以。腹式呼吸对人体新陈代谢有帮助，促进人体摄氧量的增加。长期进行腹式呼吸练习，能够将身体内的废料及时排除，将更多的能量存储在体内，促进身体健康。在瑜伽体式练习中，随着不断的熟练，可以多使用腹式呼吸法，并在生活中也将此作为呼吸的主要方式。

（四）完全呼吸

完全呼吸需要结合上述三种呼吸方式来完成，整个呼吸过程同样包括吸气、呼气以及二者之间的屏气。采用完全呼吸法，可以将身体各个部位都调动起来去摄取氧气，从而为循环系统的顺利运作供应充足的氧气，促进血液循环，保持心脏有节奏的跳动，并使氧气通过血液的输送到达身体细胞。通过深呼吸排除体内的毒素和废料，再加上汗液的释放，体内酸性物质将会大量排出。

具体方法为：用腹式呼吸的方式先吸气，要求缓慢、轻柔，然后向胸式呼吸平滑过渡，再向肩式呼吸平滑过渡，感觉身体处于舒适状态时屏气，然后呼气，缓慢且深长。呼气的同时依次放松肩膀、胸部、腹部，最后腹部尽量收缩、压缩，将体内空气尽可能排干净。如此反复练习。

三、调息方法

调息，也称为呼吸控制，意思是控制和延续呼吸。在瑜伽练习中进行调息，能够更好地控制机体的生命能量，安抚神经系统，使神经系统的活动平息下来，帮助我们更好地集中注意力，这样大脑和身体都会感到宁静而广阔，机体内潜在的精神能量将会被充分唤醒。

调息方法非常多，下面主要介绍 8 种对人体有益的调息方式。

第四章　瑜伽修习指南

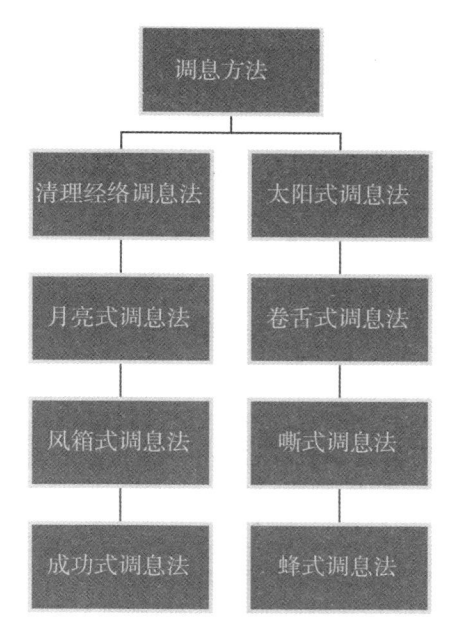

```
            ┌──────────┐
            │ 调息方法 │
            └────┬─────┘
       ┌─────────┴─────────┐
┌──────────────┐    ┌──────────────┐
│ 清理经络调息法 │    │ 太阳式调息法 │
└──────┬───────┘    └──────┬───────┘
┌──────────────┐    ┌──────────────┐
│ 月亮式调息法 │    │ 卷舌式调息法 │
└──────┬───────┘    └──────┬───────┘
┌──────────────┐    ┌──────────────┐
│ 风箱式调息法 │    │  嘶式调息法  │
└──────┬───────┘    └──────┬───────┘
┌──────────────┐    ┌──────────────┐
│ 成功式调息法 │    │  蜂式调息法  │
└──────────────┘    └──────────────┘
```

图 4-2　调息方法

（一）清理经络调息法

1. 练习方法

坐在垫上，调整至舒适姿势，右手食指和中指收拢，无名指将左鼻道封堵，右鼻孔先吸气，屏气，然后拇指将右鼻孔封堵，使气从左鼻孔呼出，接着左鼻孔吸气，屏气，同样用拇指将左鼻孔封堵，使气从右鼻孔呼出，再次用右鼻孔吸气，左鼻孔呼气。至此完成了一轮调息。

2. 主要作用

一般在正式进行瑜伽体式练习之前采用这一调息法，主要是为了清洁身体的脉络。清洁法也可以达到同样的功效，但难以将所有脉络都清洁，而采用清理脉络调息法可以达到此目的。要完全净化全部经脉，就要通过右经和左经的交替来进行这一调息法的练习，但所用时间稍长，一般需要三个月左右才能达到明显的效果。

3. 注意事项

初步练习时,均匀呼吸,可以暂时不屏气,自己感到舒适即可。熟练后加入屏气,并延长呼气时间。

(二)太阳式调息法

1. 练习方法

(1)坐在垫上,调整至舒适姿势,身体挺直,闭目放松,头正直面向前方。
(2)右鼻孔吸气,右手无名指将左鼻孔封堵,屏气,然后拇指将右鼻孔封堵,气从左鼻孔呼出,至此完成了一轮调息。

2. 主要作用

这一调息法可以增强交感神经功能,使副交感神经的功能减弱,使右经脉能量得到激发,从而对消化和新陈代谢起到积极的促进作用。

3. 注意事项

低血压、鼻窦炎患者适合采用这一调息法。不适宜人群有高血压、心脏病患者及生理期和孕期女性。

(三)月亮式调息法

1. 练习方法

(1)坐在垫上,调整至舒适姿势,身体挺直,闭目放松,头正直面向前方。
(2)右手拇指将右鼻孔封堵,左鼻孔吸气,保持(屏气),然后用无名指将左鼻孔封堵,使气从右鼻孔呼出,至此完成了一轮调息。

2. 主要作用

这一调息法可以增强副交感神经功能,使交感神经的功能减弱,从而使情绪平稳、心境缓和,紧张状态得到缓解,对失眠患者非常有益。

3. 注意事项

失眠患者适合采用这一调息法。不适宜人群有低血压、抑郁症患者。女性在生理期与孕期练习此法时不要屏气,只要吸气和呼气即可。

(四)卷舌式调息法

1. 练习方法

(1)坐在垫上,调整至舒适姿势,智慧手印,嘴巴张开形状像"O",舌头两侧向内向上卷。
(2)卷舌伸出嘴巴,完全吸气,发出"s"的延长音,像从吸管中吸入气流一样,使肺部充满气体,然后舌头收回口腔内,嘴唇合拢。
(3)低头,下巴靠在锁骨中间,屏气,同时做会阴收束法。
(4)鼻腔缓慢将气体呼出,发出"ham"音。
以上为一轮,反复5～10轮后,平躺休息。

2. 主要作用

卷舌式调息法可以使整个身体系统处于清凉状态,使五官更加舒缓,能够对消化系统功能起到改善作用。该调息法还能使肝脾得到调理,使"暴脾气"的人控制情绪,少发火或不发火。

3. 注意事项

(1)初学这一调息法时,先不加入屏气,高血压患者做此练习时,最多做 10 轮。

（2）卷舌式调息法不适合心脏病患者、体寒者、生理期和孕期女性练习。

（五）风箱式调息法

1. 练习方法

（1）坐在垫上，调整至舒适姿势，身体挺直，全身放松，保持自然呼吸。
（2）两个鼻孔有力呼吸，连续呼吸 10 次，然后两侧鼻孔吸气，屏气，做收颔收束法，头抬起来，气从两个鼻孔呼出，至此完成一轮调息。
（3）连续做几轮后平躺放松。随着不断的熟练，呼吸速度可逐渐加快，但要保持一定的节奏和韵律。

2. 主要作用

练习过程中会有类似拉风箱的声音发出，原因是鼻子有力地吸气和呼气，使气体进入肺部再流出，如同铁匠拉风箱。铁匠的风箱可以使空气流动更快，从而使热量不断增加。瑜伽的这一调息法可以使更多的空气在体内流动，连续不断地呼吸就会带来更多的热量。

3. 注意事项

不适合做此练习的有心脏病、高血压、哮喘、慢性支气管炎和肺结核等患者。女性在特殊时期（主要是生理期、孕期）也不能做此练习。

（六）嘶式调息法

有的人无法卷舌，所以不能做卷舌式调息，这时可以用嘶式调息进行练习，主要就是用从上下两排齿缝间吸气代替卷舌吸气。

1. 练习方法

（1）坐在垫上，调整至舒适姿势，身体挺直，头部正直，闭目放松。

（2）嘴巴张开，上下唇分开将牙齿露出，舌头抵住下排牙齿，舌尖卷起与下齿紧贴，通过舌头缓慢吸气，发出"SiSi"声，气即将吸尽时，舌头还原，嘴唇闭上。此为一轮。

（3）反复练习几轮后，平躺放松。随着不断的熟练，可加入屏气，并做收颌收束。

2. 主要作用

练习过程中也会有类似风箱的声音发出，嘴巴有力地吸气和呼气，使气体进入肺部再流出。瑜伽的这一调息法可以使更多的空气在体内流动，连续不断地呼吸就会带来更多的热量。

3. 注意事项

（1）有的人不适合做此练习，如心脏病、高血压、哮喘、慢性支气管炎和肺结核等患者。
（2）女性在特殊时期（主要是生理期、孕期）也不能做此练习。

（七）成功式调息法

成功式调息法是瑜伽呼吸的基本技巧之一，也是运用最广的呼吸控制法之一。在瑜伽运动中有这样一种说法，呼吸的次数影响着生命的长度，所以要通过延长呼吸来延续生命。

1. 练习方法

（1）坐在垫上，调整至舒适姿势，身体挺直，头部正直，闭目放松。
（2）两侧鼻孔同时吸气（会厌半开半闭），发出"Sooo"声，保持（屏气），然后鼻孔同时呼气，发出"Hammm"声。此为一轮。
（3）以稳定的节奏连续练习 8~10 轮，然后平躺放松。然后随着不断的熟练，延长呼气时间，大约是吸气时间的 2 倍。
（4）熟悉上述练习方法后，也可以两侧鼻孔同时吸气，但只用左鼻孔呼气，这种练习方式适合在空腹时采用。

2. 主要作用

成功式调息法能够使身体内环境得到净化,使能量通道保持清洁,并在外部控制的条件下将协调能量激活,从而使身体保持放松状态,也能使身体的疼痛感减弱。对失眠、低血压、喉咙病症患者而言还具有治疗疾病的功效。此外,这一呼吸练习也能对呼吸频率进行调节,促进呼吸畅通和头脑清醒。

3. 注意事项

(1)面部尽可能放松,腹部不要突出来。
(2)会厌半开半闭,这时面部肌肉不要收缩。
(3)自然用力呼气即可,不需要过分用力,两侧声音保持一致。
(4)刚开始尝试这一呼吸练习法的人可以不加入屏息,并将收颌收束法融入其中一起练习。
(5)心脏病、高血压患者也不宜屏气,女性在生理期、孕期需减少屏息时间或完全不屏息。

(八)蜂式调息法

1. 练习方法

(1)坐在垫上,调整至舒适姿势,身体挺直,头部正直,闭目放松。均匀自然地呼吸。
(2)手臂举起,两手食指分别将左右耳朵堵塞,此时会听到嗡嗡的声音,像蜜蜂在耳边飞来飞,全神贯注感受这种颤动的声音。
(3)用鼻吸气,保持(屏息),呼气(缓慢一些),"嗡嗡"声从鼻腔发出。此为一轮。
(4)连续进行几轮练习后平躺放松。

2. 主要作用

这种调息练习法能够缓解人的焦虑情绪和失眠症状,对有哮喘和喉咙病症的患者也有良好的治疗效果。

3. 注意事项

（1）这一呼吸练习法不适合以仰卧姿势完成。
（2）心脏病、高血压患者不需要屏气。
（3）不适合耳部有病症的患者练习。

四、调息的注意事项

（1）将常用的呼吸方式和调息技巧熟练掌握，慢慢学会控制呼吸，完成深长呼吸。
（2）在自己的能力范围内控制呼吸。身体要保持放松，吸气和呼气都要用自然力，不可剧烈地吸或呼，否则稍有不慎可能引起窒息。
（3）在空腹状态下练习效果更佳。
（4）在空气流通好的环境下练习，不宜穿紧身的衣服。
（5）循序渐进、有规律地进行基础呼吸练习，每次以半小时为宜，坚持1-3个月，不能急于求成。
（6）随着不断的熟练，逐渐可以完成缓慢而深长的呼吸练习，能够控制呼吸节奏，这时可以有意识地延长吸气和呼气的时间，长度一致，在呼吸停顿间加入屏气。
（7）屏气有内屏气和外屏气之分，前者吸气后闭而不呼，后者呼气后闭而不吸。合理屏气，可以使生命能量得到更好的分配，也能使能量增多。
（8）屏气要在自己感觉舒适的范围内进行，如果感觉憋气，可以不加入屏气。
（9）屏气不是任何人都适合练习的，有心脑血管疾病、心脏疾病、耳病的人不适合屏气。孕妇和生理期女性要减少屏气时间。

第二节 冥 想

一、冥想的含义

冥想在《瑜伽经》的经文中是这样描述的:"集中注意力是把意识固定于一点""冥想是一直专心于一个对象""全神贯注是冥想焦点全部集中于冥想对象,冥想者仿佛失去自身的形象""专注、冥想、全神贯注于一个目标才是完美的自律"。[①] 下面从三个方面来分析冥想的含义。

(一)专注

专注(集中注意力)是冥想的前导,是用眼、耳、鼻、舌、身的任何一部位来专注于一点。

(二)冥想

冥想是专注的延伸,是比集中注意力更加专注的状态,是延长了的专注。冥想是流向专注对象的连续的意识流,是意识在自我觉察的状态下连续不断地向一个方向流淌。

(三)全神贯注

全神贯注,是深入冥想的极致状态。在这种状态下,冥想者完全忘我,摆脱想象的扭曲,见到对象的真实本性。

专注、冥想和全神贯注全是修炼内心的三部分,它们关系密切,不可分割。练习者要循序渐进,自己加以约束。冥想对人们的友善行为有显著影响,经常进行冥想练习的人更能够团结他人,帮助他人,产生共鸣,做出友善行为,从而有利于人际关系和谐发展和社会稳定。

---

① 吴嘉玲. 大学健身瑜伽教程 [M]. 北京:北京体育大学出版社,2014: 24.

二、冥想的手势

手指的灵活与全身部位的灵活紧密相关。手要彻底放松,指尖轻轻挤压。初练时,可以一只手练习,以后再双手练习。采取坐姿时,脊柱挺直,胸廓打开,采取卧姿时,可以放一个垫子在背后,始终保持背部的舒适,采取站姿时,全身放松,双腿打开与肩同宽。

瑜伽的手势类别、功能如下。

(一)生命手势

1. 练习方法

将拇指、无名指、小指交接,其他手指平伸。

2. 主要作用

(1)改进视力。
(2)消减疲惫和紧张,增加活力。
(3)给人以力量与自信,让思想与意识更清澈。

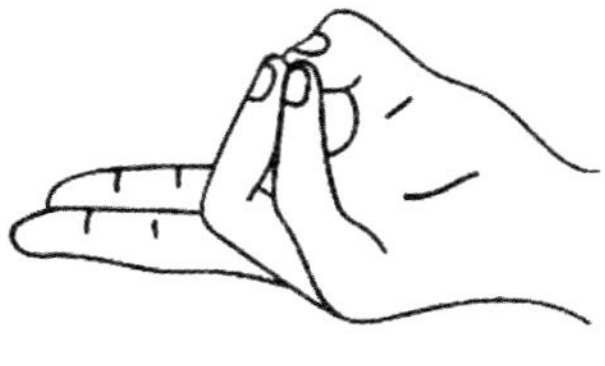

图 4-3　生命手势

(二)智慧手势

1. 练习方法

将拇指与食指交接,其他手指平伸。

2. 主要作用

（1）将自身能量和宇宙能量融合，使人平静。
（2）治疗失眠、抑郁和昏睡等。
（3）长期练习能恢复记忆力。

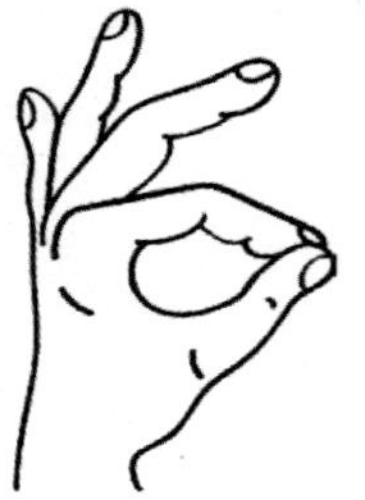

图 4-4　智慧手势

（三）能量手势

1. 练习方法

将拇指、无名指、中指交接。

2. 主要作用

（1）排除体内毒素，缓解泌尿系统的疾病，帮助肝脏顺利运行。
（2）有效调整大脑平衡，让人更有耐心和信心。

（四）大地手势

1. 练习方法

将拇指、无名指交接。

2. 主要作用

（1）可以刺激体能，积聚身体能量。
（2）有利于指甲、皮肤、头发和骨骼的健康。

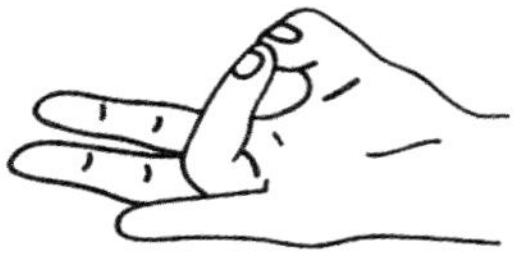

图 4-5　大地手势

（五）流体手势

1. 练习方法

将小指与拇指相交，其他手指放松。

2. 主要作用

（1）促进体液均衡，缓解口舌干燥。
（2）改善视力、增强味觉。
（3）缓解膀胱、肾脏功能的失调。

（六）垂直手势

1. 练习方法

将双手交叉而握，大拇指翘起。

2. 主要作用

（1）增强身体抵抗力，使人少咳嗽、少感冒和少发生胸部感染。

（2）与饮水、冷餐结合，具有减肥功效。

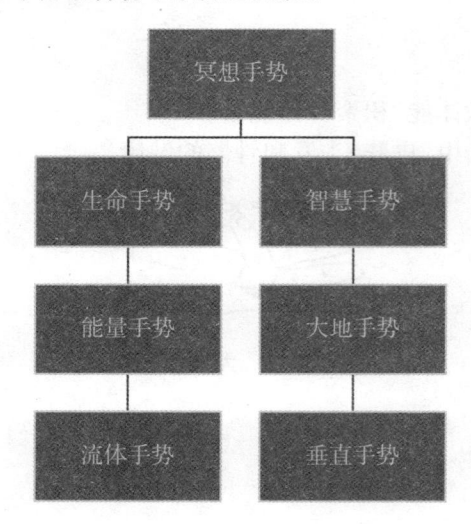

图 4-6　冥想手势类型

三、冥想练习方法

常见的冥想练习方法有以下几种。

（一）烛光冥想

1. 练习方法

将一支蜡烛放在一臂距离远的正面，高度与目光水平线一致，凝视黑色烛芯，持续 1~3 分钟，闭上双眼，试着在眉心继续凝视烛芯。

2. 主要作用

消除眼部疲劳，纯净双目，增强视力。

（二）充电冥想

1. 练习方法

坐姿或卧姿感到舒适即可,排除所有思绪,仅观察呼吸,持续 10 ~ 30 分钟。

2. 主要作用

更接近自身的身体能量源,有效发掘和激活身体的潜层能量。

（三）睡眠冥想

1. 练习方法

挺尸式,全身各部位保持放松,闭上双眼,从脚趾到头顶逐步扫描全身,越慢越好,然后再到整个背部。周身扫描 11 次。

2. 主要作用

工作之余,用 30 分钟的冥想补充 3 个小时的睡眠。在短时间内进入极度放松状态,正确练习能够保证自如地进入深沉的睡眠状态。

（四）舞蹈冥想

1. 练习方法

选择能让自己很快平静下来的音乐,闭上双眼,身体随旋律轻盈地随意舞动。30 分钟后,仰卧放松 15 分钟,观想全身。

2. 主要作用

改善抑郁情绪、摆脱自闭。

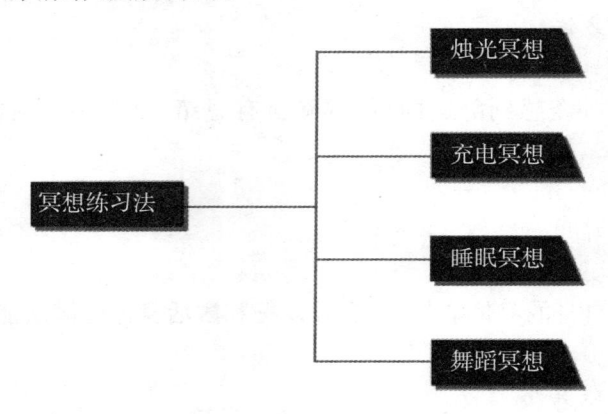

```
冥想练习法 ─┬─ 烛光冥想
            ├─ 充电冥想
            ├─ 睡眠冥想
            └─ 舞蹈冥想
```

图 4-7　瑜伽冥想方式

第三节　收束与契合

在瑜伽运动中，收束与契合属于比较高级的功法和技巧，因此瑜伽运动者要先具备一定的基础能力才能进行这些功法的练习。而且收束与契合的练习尽可能在专业教师的指导下进行，盲目练习不仅效果不佳，而且可能适得其反，甚至影响健康。

一、收束的含义

在梵文中，瑜伽收束中的收束指的是控制、封锁、收缩、束缚。这种功法是瑜伽运动所特有的。收束法也可看作是瑜伽运动中一种特有的封锁法，先通过调息获得大量的生命之气和身体能量，然后通过收束练习来保存这些能量，并对其进行疏导，将其提供给有需要的身体器官，为机体运作提供营养成分,从而增强体能,增加身体和大脑的活力,延缓衰老。[1]

进行收束练习主要是为了将体内能量向外散发的出口封锁住,将生命之气始终控制在人体内,防止流失,从而使人体能保持一定的力量和能力,并利用这些能量去达到有益身心健康的目的。收束练习可以和冥想练习结合起来进行,收束可以作为冥想的预备功,在进行冥想练习之前先做收束功练习,唤醒机体能量。

二、瑜伽收束法

瑜伽收束法丰富多样,下面简单介绍三种常见的收束功法练习方式。

(一)收颌收束法

1. 练习方法

(1)选择一种瑜伽坐姿,两膝要稳定地贴着地面,手掌放在膝盖位置,身体放松,双目闭合90%。
(2)深吸气,悬息(气门不关闭,呼吸道畅通,只是呼吸系统静止,处于不呼、不吸的状态)。向前低头,下颌贴着胸骨。稍向前耸肩,两臂充分伸直,肘关节保持固定不动。手掌紧紧压在膝部。
(3)保持,直至无法悬息(不要勉强)。
(4)呼气,肩膀和手臂放松。头慢慢抬起还原。至此为一个回合。
重复3~6个回合。

2. 主要作用

(1)使心率减缓,按摩甲状腺和甲状旁腺,使甲状腺组织的功能得以改善,并使整个身体获益。
(2)缓解过度紧张、愤怒、忧伤等对身体有害的情绪,保持良好情绪和心理状态。

---

[1] 朱恺琳.学校瑜伽教程[M].广州:广东高等教育出版社,2012:132.

3. 注意事项

（1）抬头还原的过程中不要呼吸，当头部完全还原后再呼吸。

（2）有颅内压症状的人和心脏病患者不能擅自练习这一功法，要经医生同意并在专业指导下练习。如果不必要，可以选择其他功法进行练习。

（3）将收颌收束法与调息、冥想结合起来练习能够取得更好的瑜伽练习效果。

（二）会阴收束法

1. 练习方法

（1）选择最适合进行此项功法练习的坐姿——至善坐。脚跟紧紧抵在会阴位置，闭目放松。

（2）吸气，悬息，稍收缩会阴部位的肌肉。

（3）短暂地放松会阴处肌肉，呼气。

（4）重复5～10次。

2. 主要作用

（1）缓解痔疮、便秘等症状。

（2）对小便失禁、生殖系统紊乱能起到一定的预防和治疗作用。

（3）产妇进行此项练习有助于恢复产道。

3. 注意事项

（1）悬息不能逞强，当无法继续悬息时呼气。

（2）在舒适的范围内收缩会阴部位的肌肉。

（三）收腹收束法

1. 练习方法

（1）站姿,两脚自然开立,稍屈膝。
（2）上体向前俯身(从腰部开始),两手置于大腿处,手指方向朝内或朝向自己感觉舒适的方向。手臂充分伸直以支撑身体,腹部放松。稍向下低头。
（3）深吸气,然后慢慢呼气,将气全部呼尽。
（4）悬息,尽可能向内、向上收缩腹肌,直至不能再悬息后再次吸气。
（5）腹肌慢慢舒展,然后起身还原,头顺势抬起,慢慢深吸气,注意稍控制吸气节奏,完全还原后呼气,保持正常呼吸。

以上动作重复练习3～5次。

2. 主要作用

（1）对腹部进行按摩,促进深层腹部肌肉的强健。
（2）对肾、脾、肝有调节功效,促进这些脏器功能的增强。
（3）提升食欲,改善消化系统功能。
（4）缓解焦虑情绪和身心疲劳。

3. 注意事项

（1）在空腹状态下练习,晨起排便后空腹练习效果最佳。
（2）屏气后,感觉快不能继续屏气时再深吸气,但要预留几秒,不要很急促地吸气。
（3）收腹收束法不适合高血压、心脏病患者和孕妇练习。

三、契合

在梵文中,契合与收束的含义相近,意思是封锁、封印,具体是指封闭身体对外开放的部位,将能量控制在体内,防止流动和流失。[①]

瑜伽契合法和收束法有时需要配合练习,再加上调息、冥想,往往能取得更好的练习效果。但无论是哪几种功法结合起来练习,都要建立在正确的瑜伽姿势基础上,或采用特定的瑜伽姿势。

这里主要介绍两种常见的契合功法练习方式。

(一)"舌抵后腭"契合法

1. 练习方法

(1)站姿、坐姿或仰卧姿势都可以,以感觉舒服为主,嘴唇自然闭合。舌头上抬与上牙膛紧贴。

(2)保持片刻后还原,休息。

(3)舌头后卷抵在后颚,在舌尖分配的注意力更多一些。如果舌头无意识地向后移,说明体内之气正在不断增加。

2. 主要作用

(1)使人心神宁静,有利于自省。
(2)缓解饥渴不适感。
(3)改善消化系统功能。

3. 注意事项

(1)练习时面部肌肉放松。

(2)通常与瑜伽冥想或调息一起练习,也可以作为太极功练习的配合方法,有助于内视和自省。

(3)舌头越靠后,保持时间越不易持久,只有不断练习、不断熟练,才能保持更长时间。

(4)舌头贴上牙膛,感觉不舒服时立即放松休息,片刻后再继续练习。

---

① 朱恺琳.学校瑜伽教程[M].广州:广东高等教育出版社,2012:134.

（二）提肛契合法

1. 练习方法

（1）站姿、坐姿或仰卧姿势都可以,以感觉舒服为主,闭目放松。
（2）肛门括约肌收缩,同时伴随自然呼吸。保持3秒左右或自己能够坚持的时间(不能逞强,以感觉舒适自然为主)。
（3）肛门周围肌肉放松3秒左右,再继续练习。
重复练习,次数不限。

2. 主要作用

（1）对痔疮有预防和治疗功效。
（2）对缓解便秘症状有一定的作用。
（3）孕妇在孕后期腹部容易下坠,做此练习可以缓解下坠。

3. 注意事项

（1）一天中任何时间都可以练习。
（2）久坐的人在座位上可以做提肛练习,睡前也可以在床上做此练习。
（3）可随意调整提肛时间(肌肉收缩时间)。
（4）痔疮患者肛门周围肌肉收缩时间尽可能长一些,用力收缩,使突出的血管缩回。

第五章　瑜伽体式习练方法指导

瑜伽体式学习一般是分为初级体式、中级体式和高级体式循序渐进地开展的。本章将选择其中最为常见和重要的体式，将其动作进行详细讲解。

第一节　入门——初级体式习练

一、前伸展式

（一）动作方法

（1）两腿向前伸直坐在瑜伽垫上，上身挺拔不要弯腰驼背。
（2）上身向后方倾斜，同时双手移向髋后，掌心撑住瑜伽垫，十指指向两脚。
（3）屈膝，使双脚平放在瑜伽垫上。
（4）呼气，收紧核心肌群，同时双臂用力撑起身体，臀部抬离瑜伽垫。
（5）双脚前移，双膝伸直，使躯体呈一条直线。
（6）两臂垂直于地面，双手、双脚支撑身体重量。
（7）头部缓缓向后仰，感觉到颈部肌肉的拉伸。
（8）均匀呼吸，保持 10～30 秒不动。
（9）呼气，慢慢恢复至开始的姿势。
（10）休息，动作如图 5-1 所示。

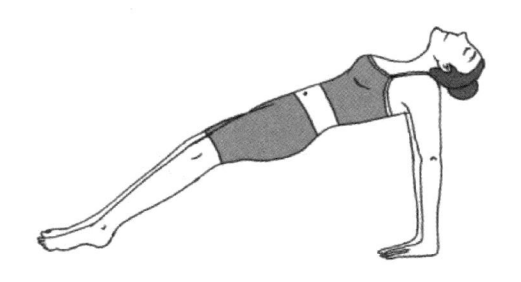

图 5-1　前伸展式

（二）作用

（1）前伸展式能够使全身肌群获得拉伸，从而有显著的消除疲劳的作用，进而对改善血液循环也有一定的帮助。
（2）尤其对核心肌群、双腿的放松最为明显，以及缓解喉部、颈部的僵硬。
（3）促进骨盆区域的血液循环，加强肩关节的灵活性。

二、腿旋转式

（一）动作方法

（1）仰卧于瑜伽垫上。
（2）身体自然伸直，两臂于体侧。
（3）抬起右腿做顺时针方向的画圈旋转动作，且始终保持伸直。
（4）右腿画圈时，双手可按压瑜伽垫以辅助身体的稳定，同时注意身体的其余部分紧贴瑜伽垫不要抬起。
（5）右腿做 8～10 次的顺时针旋转后，接着再做 8～10 次的逆时针方向旋转运动。然后，放松 30 秒。
（6）换左腿按照该方法做同样的动作。完成后休息 30 秒。
（7）双腿并齐，抬起，先做顺时针方向的 8～10 次练习，再做逆时针方向的 8～10 次练习。
（8）休息，调匀呼吸。腿旋转式如图 5-2 所示。

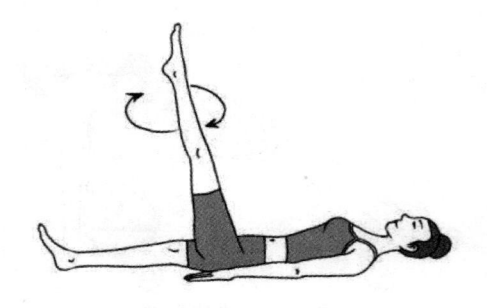

图 5-2　腿旋转式

(二) 作用

(1) 腿旋转式可以很好地锻炼腹部肌群,尤其对减少小腹部的脂肪、增加肌肉具有明显效果。
(2) 促进骨盆区域的血液循环,锻炼腿部肌群,特别适用于久坐人群用于缓解腿部和腰部的疲劳。
(3) 有助于消化系统,缓解消化不良、便秘等症状。

三、腰转动式

(一) 动作方法

(1) 自然站立,两脚约与肩宽。
(2) 吸气,向上举起双臂,十指交叉。
(3) 旋转手腕,保持直臂,两掌心向上。
(4) 呼气,上半身前倾使背部与地面平行,双臂依然伸直并与躯干在同一水平线上。
(5) 头略向后仰,使双眼可以注视双手,然后下肢不动,上身躯干转向右方,充分拉伸背部、腹部和侧腰的肌群。
(6) 回到中间位置。
(7) 呼气,向左完成同样的动作。
(8) 左右各旋转一次为 1 组,完成 4 组。
(9) 恢复直身姿势,放下双臂,调匀呼吸。动作如图 5-3 所示。

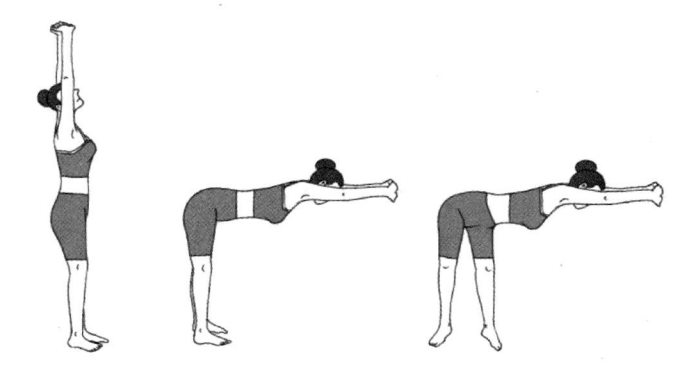

图 5-3　腰转动式

(二)作用

(1)对于促进腰部、背部以及双臂的放松和拉伸具有明显作用。
(2)促进消化系统的运行,起到轻缓按摩腹部脏器的作用,同时缓解因久坐和缺乏运动而导致的腹部、腰部的脂肪堆积问题。

四、单腿背部伸展式

(一)动作方法

(1)坐于瑜伽垫上,双腿自然前伸。
(2)收回右腿,使右脚的脚跟紧贴左腹股沟部位。
(3)两臂前伸,呼气,身体前倾,两手握住左脚,尽量压低背部,贴近左腿。
(4)努力压下颈部,闭目,保持呼吸均匀。
(5)保持这个姿势尽量长的时间。
(6)吸气,起身,然后收回左腿至会阴处,同时伸直右腿。
(7)以同样的方法,换另一侧的练习。
(8)休息,调整呼吸,动作如图 5-4 所示。

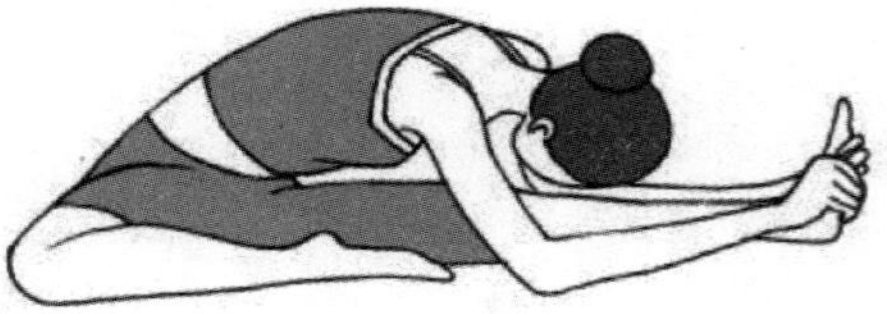

图 5-4 单腿背部伸展式

（二）作用

（1）该体位对背部具有十分明显的拉伸作用,能缓解肌肉的紧张,同时有助于滋养脊柱的能量。

（2）对拉伸大腿后侧肌群作用明显。

（3）刺激腰腹部的肌肉,有助于促进消化系统的工作,并消耗腰部脂肪。

（4）该体式能促进骨盆区域的血液供应情况,因此对女性生殖系统的健康具有积极的改善作用。

五、双腿背部伸展式

（一）动作方法

（1）坐于瑜伽垫上,双腿向前伸直,双脚并拢,脚尖略上勾,保持双膝伸直。

（2）吸气,举双臂过头部,并用力向后方压,此时能感受到脊柱得到充分拉伸和伸展,为下一步的动作做好准备。

（3）上半身前倾,注意是从下背部前伸,双臂随之向前,握住双脚,双肩向后收。

（4）屈肘,努力使躯干靠近双腿,同时上身尽量挺直,膝盖不要弯曲。

（5）以额头或下巴去靠近双膝,注意要缓慢用力。

（6）在不能再靠近的位置上停留一会,让身体适应这种张力。

（7）放松,恢复最初姿势。双腿背部伸展式的动作示意如图 5-5 所示。

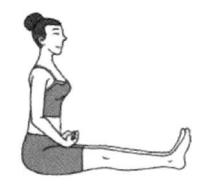

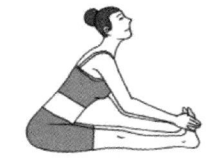

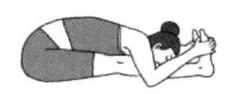

图 5-5　双腿背部伸展式

（二）作用

（1）该体式能够全面地伸展整个背部，对于恢复精力，缓解背部疲劳有明显的作用。

（2）有助于肩膀、双臂、双腿的肌群伸展，使肌肉线条更加流畅，紧实。

（3）通过收缩腹部，能提振脏器的状态，可以改善消化系统的功能。

（4）通过对腹部的收缩和压紧，使骨盆区域的供血充分，因此对膀胱、生殖腺、女性的妇科，男性的前列腺等能带来明显益处。

六、三角伸展式

（一）动作方法

（1）两脚略比肩宽直立站立，脚尖微微向两侧展开。

（2）吸气，向两侧伸展双臂，并保持与地面平行。

（3）呼气，向左侧慢慢弯腰，两手臂始终保持与躯干成 90°，努力下弯使躯干与地面呈 90°。注意不要有向前弯腰的倾向，以免影响动作效果，在自己能弯下的最大角度停留 30 秒，均匀的呼吸。

（4）吸气，恢复到开始的姿势。

（5）吸气，以同样的方法做另一侧的练习。并在最大程度时保持 30 秒，做均匀的呼吸。

（6）每侧各做 5 次动作，如果可以的话，可以适当加大难度，比如用手触碰或者握住脚踝，双臂垂直于地面。动作示意如图 5-6 所示。

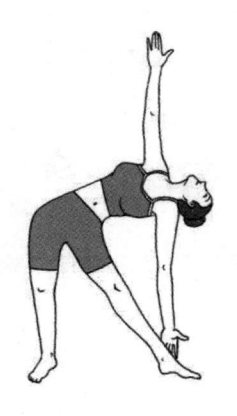

图 5-6　三角伸展式

（二）作用

（1）该体式对促进全身的放松,加强对柔韧性和灵活性的训练有积极作用。
（2）促进血液循环,缓解头晕等症状。

七、三角转动式

三角转动式是三角伸展式的升级,两个提示的练习方法大体上是相似的,三角转动式增加了转体的动作。在做三角伸展式的基础上,增加脚的转向环节,以增加锻炼难度。

（一）动作方法

（1）保持双腿直立,右脚向右旋转 90°,左脚同向右方旋转约 60°。
（2）呼气,双臂伸直,将上身躯干转向右方,让左手在右脚外缘碰触地板。
（3）右臂应向上伸展,与左臂成一直线。
（4）保持这个姿势约 30 秒钟。
（5）吸气,再慢慢先将双手、躯干以至最后将两脚转回各自原来的伸展状态。然后再转回基本站立式。
（6）吸气,再在左方做同样的伸展姿势,动作示意如图 5-7。

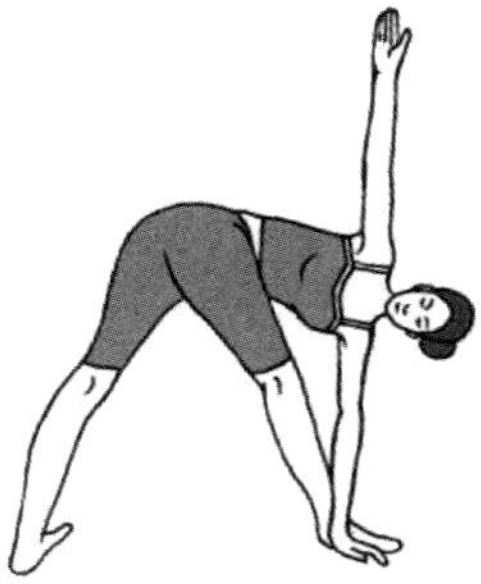

图 5-7 三角转动式

（二）作用

（1）通过训练动作对腹腔脏器起到按摩作用，还可以灵活髋部关节，以及扩展胸腔等都具有积极意义。
（2）增强下脊柱区域的血液循环，滋养脊柱神经，消除背部疼痛。

八、叩首式

（一）动作方法

（1）跪坐，上身保持挺拔，双手自然放在大腿上。
（2）双手滑到小腿中部，握住小腿。
（3）呼气，上身前倾，以前额贴在瑜伽垫上。
（4）抬起臀部，使头顶落地，两大腿垂直地面，小腿贴于瑜伽垫上，与头部共同支撑身体。
（5）保持该动作 30 秒左右，且呼吸均匀。
（6）吸气，恢复在最初的跪坐姿势，重复练习。该体式的动作示意如图 5-8 所示。

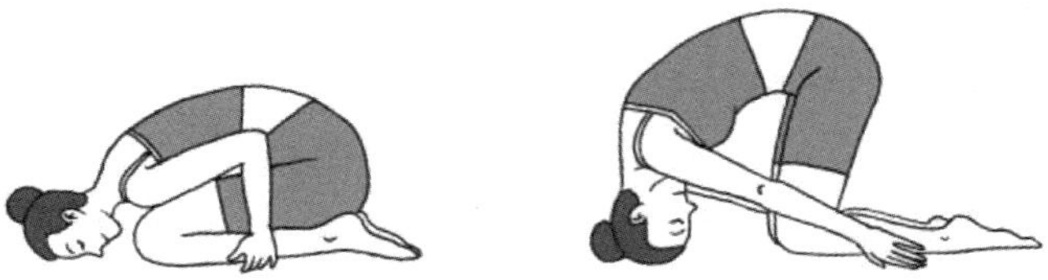

图 5-8 叩首式

（二）作用

（1）叩首式能够激活面部和头皮部位的组织和肌肉活力，因此具有一定的美颜效果。

（2）通过叩首式，还能加强脑部的供血，使头脑更清晰，减轻头痛头晕等现象。

九、直角式

（一）动作方法

（1）自然站立，两脚并拢，双臂自然下垂。
（2）向上举起双臂，使两手在头顶上方十指紧握。
（3）抬头，眼睛看向双手。
（4）呼气，以脊柱基座为支点，上身前倾，背部挺直，且与双腿形成直角。保持姿势 30 秒。重复练习。
（5）眼睛始终跟随并注视双手，呼吸均匀。该体式的动作示意如图 5-9 所示。

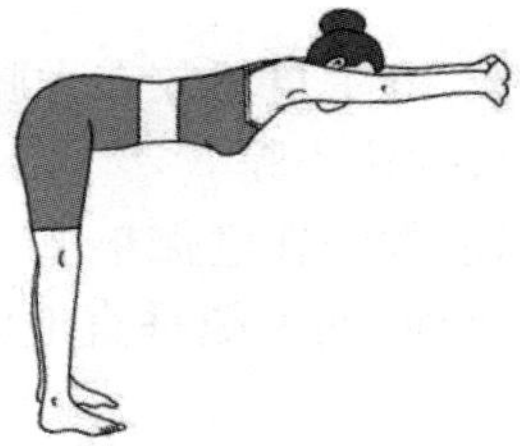

图 5-9 直角式

（二）作用

（1）活动髋骨、脊柱，缓解腰部的不适感。
（2）有助于纠正驼背、脊柱弯曲和双肩下垂。

十、蹲式

（一）动作方法

（1）直立，左脚向同侧横向迈出一大步，比肩宽。
（2）双手十指相交，自然垂放在腹部前方。
（3）呼气，屈膝，身体重心下移0.3米，双脚脚尖外展，与膝盖保持同一方向。
（4）吸气，恢复至挺身直立的姿势。
（5）呼气，再次屈膝，身体重心下移到比第一次再低一些的位置。
（6）吸气，恢复至挺身直立的姿势。
（7）呼气，再次屈膝，降低身体重心至两大腿平行于水平面。
（8）吸气，恢复直立姿势。
（9）把身躯降低到两手略微高于地面的位置，踮起脚尖。
（10）恢复直立姿势，放松休息，重复10次练习。该体式的示意如图5-10所示。

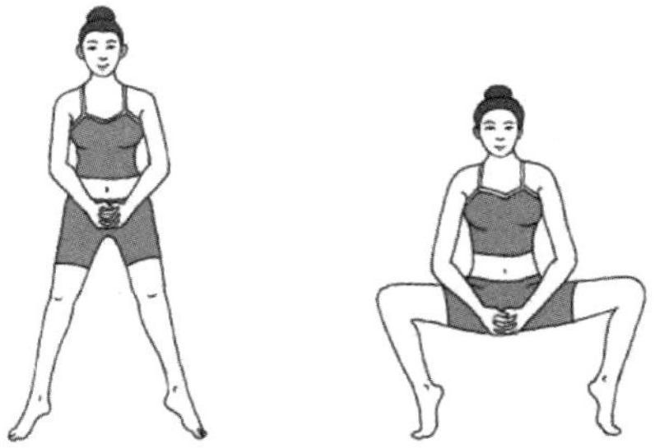

图 5-10　蹲式

（二）作用

蹲式可以锻炼足部的灵活性和力量，且有利于女性子宫健康，减少大腿内侧脂肪，使腿部肌肉线条更加优美。

十一、树式

（一）动作方法

（1）自然直立，双脚并拢，双手合十于胸前。
（2）将身体重心移到右腿上。
（3）吸气，同时慢慢将左脚放于右小腿内侧，左膝外展，保持平衡。
（4）将左脚上移，置于右大腿内侧，右腿保持稳定和平衡。
（5）吸气，双臂伸直，双手于头顶上方合掌。收紧核心，感受整个身体有向上的力量，持续 30 秒，始终保持呼吸均匀。
（6）呼气，双臂、双腿缓慢恢复至最初直立姿势。然后换另一侧的练习。每侧重复练习 3 次。动作示意如图 5-11 所示。

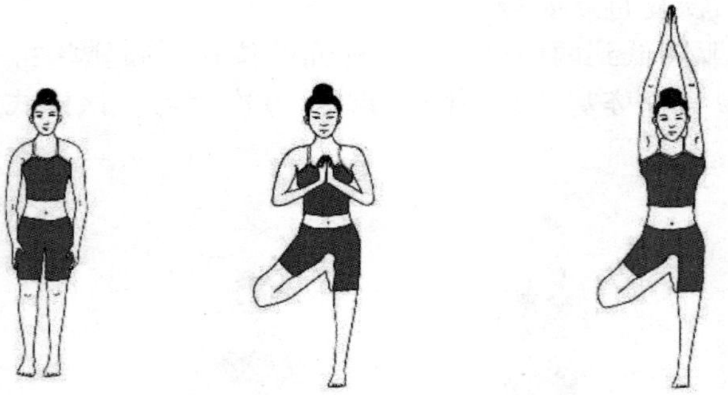

图 5-11　树式

（二）作用

（1）树式有助于提升人的注意力。
（2）增加身体的平衡能力，以及腿部力量。
（3）有助于脊柱的拉伸，放松身心。

十二、船式

（一）动作方法

（1）仰卧于瑜伽垫上。
（2）吸气，以臀部为支点，上身、双腿、双臂同时向上抬起，且让身体始终保持平衡。
（3）上身挺直，双臂和双腿都保持伸直，脚面绷直，使身体呈"V"形坐于瑜伽垫上，双臂向前伸直保持身体的平衡，保持该姿势10秒钟。
（4）呼气，慢慢恢复最初的姿势，调整呼吸，全身放松。

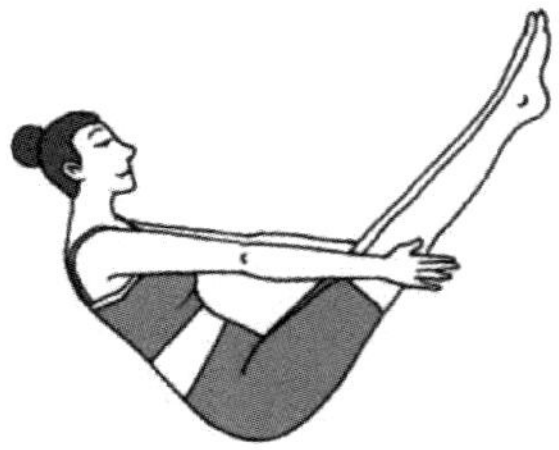

图 5-12　船式

（二）作用

（1）船式对于锻炼核心肌群有显著作用，同时还有塑造腿部线条的作用。
（2）增强新陈代谢，促进腹部血液循环，防止脂肪堆积等。

十三、花环式

（一）动作方法

（1）先自然站立，然后蹲下。保持身体的稳定。
（2）双臂向前伸直，略抬起臀部。

（3）两脚并拢不动，膝盖外展，上身逐渐前倾使躯干处于两腿之间。
（4）两手握住两脚踝，低头使前额触及瑜伽垫。
（5）保持该姿势约 30 秒钟，期间呼吸均匀。
（6）吸气，抬头，逐渐恢复到初始姿势，休息。花环式的动作示意如图 5-13 所示。

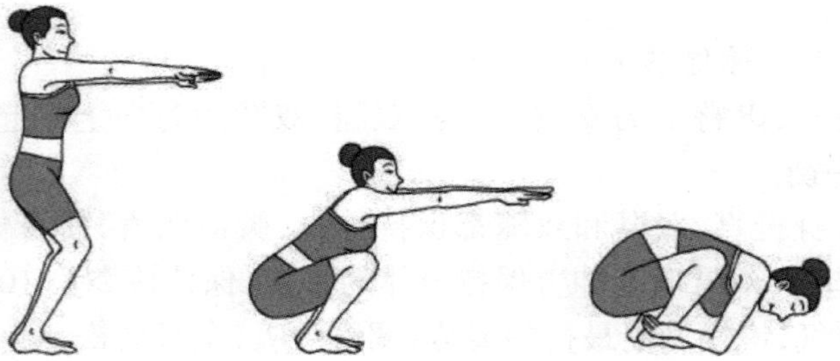

图 5-13　花环式

（二）作用

（1）花环式是打开骨盆促进盆腔血液循环的有效锻炼方式，经常练习可缓解女性的痛经。
（2）花环式还充分使背部肌肉拉伸，可有效缓解背痛。
（3）花环式还可以对腹腔的脏器进行按摩，能缓解便秘以及消化道方面的不适。

十四、顶峰式

（一）动作方法

（1）跪坐于瑜伽垫上，上身挺直。
（2）双臂前伸以手掌撑于瑜伽垫上，提臀，以双手双膝支撑身体。
（3）吸气，伸直两腿，使身体呈倒"V"形。
（4）努力让脚跟落于瑜伽垫上，如果初学者做不到脚跟落地，可尝试用脚跟均匀地点地，可很好地拉伸腿部后侧肌群和跟腱。
（5）保持 1 分钟，让呼吸自然均匀。

（6）呼气，恢复到初始跪姿，根据个人情况重复练习。顶峰式的动作示意如图5-14所示。

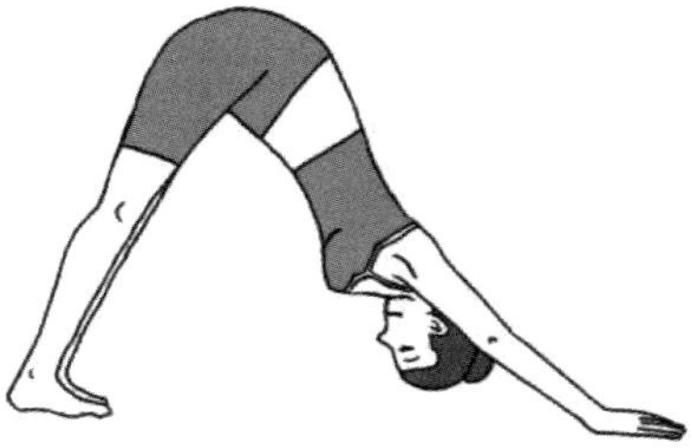

图 5-14　顶峰式

（二）作用

（1）顶峰式能使大脑的供氧充足，因此能起到快速恢复精力和缓解疲劳的作用，当然，当身体长期劳累时首先应做的是停下来好好休息，顶峰式仅能用于暂时缓解疲劳。
（2）缓解紧张。
（3）由于背部和腿后侧都得到充分的拉伸，因此可以很好地塑造身体的线条，使肌肉更为纤细修长，避免因肌肉的拉伸不够，长期下来就会形成短而粗的肌肉，身体也会呈现僵硬感。
（4）软化跟骨刺，强壮坐骨神经。
（5）可缓解肩部的僵硬和不适。

十五、虎式

（一）动作方法

（1）跪坐于瑜伽垫上，上身保持挺直。
（2）两手前伸放在瑜伽垫上，提臀，小腿着地与双手一起支撑身体。
（3）吸气，尽量抬头，右腿向后上方伸展。
（4）呼气，屈右膝，然后收回右膝向头部靠，同时低头收颈，努力使头部和右膝靠近，脊柱弯成拱形。保持这一姿势5秒钟左右。
（5）右腿回到向后上方伸展的姿势，头部也再次昂起，重复练习。

（6）每条腿做6次，虎式动作示意如图5-15所示。

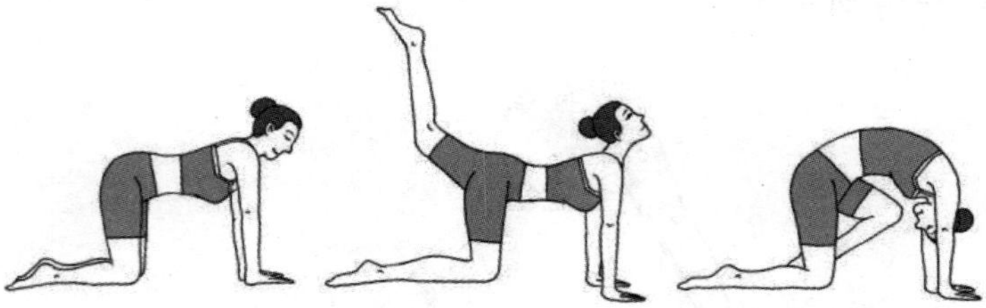

图 5-15　虎式

（二）作用

（1）虎式是强健脊柱的非常好的锻炼方式。
（2）减少髋部和大腿区域的脂肪，并锻炼这一位置的肌肉，对骨盆形成更好的保护作用，强壮生殖器官。
（3）缓解坐骨神经痛，以及由于久坐等造成的腰部的不适。

十六、骆驼式

（一）动作方法

（1）跪于瑜伽垫上，两腿略分开。小腿和脚面贴在瑜伽垫上。
（2）吸气，双手扶在两髋部。
（3）呼气，慢慢向后仰头，大腿垂直于地面，双掌握住脚掌，感觉大腿前侧肌群、腹部、胸部被充分拉伸。
（4）继续努力向后伸展颈项，收缩臀部的肌肉。
（5）保持30秒钟，然后恢复开始姿势。
（6）重复练习，骆驼式动作的示意如图5-16所示。

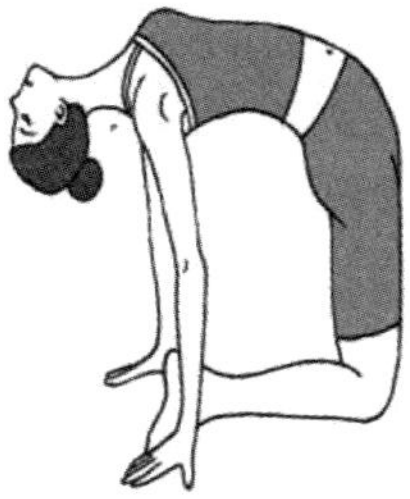

图 5-16

（二）作用

（1）骆驼式能很好地促进脊柱的伸展,打通人体的能量。
（2）能够纠正体态,特别是对改善驼背、溜肩等体征有明显效果。
（3）加强血液循环,促进人体整体健康水平的提高。

十七、蝴蝶式

（一）动作方法

（1）坐于瑜伽垫上,两脚心相对,贴紧,双手握住双脚。
（2）在双手的辅助下,保持双脚贴紧的状态下向会阴处靠近。注意在移动中双脚的脚跟也要紧紧贴住,不要分开。
（3）上身前倾,同时两肘略向前跨过双膝后向下压双膝,使膝盖尽量贴紧瑜伽垫。
（4）调匀呼吸,保持姿势 30 秒。
（5）蝴蝶式动作示意如图 5-17 所示。

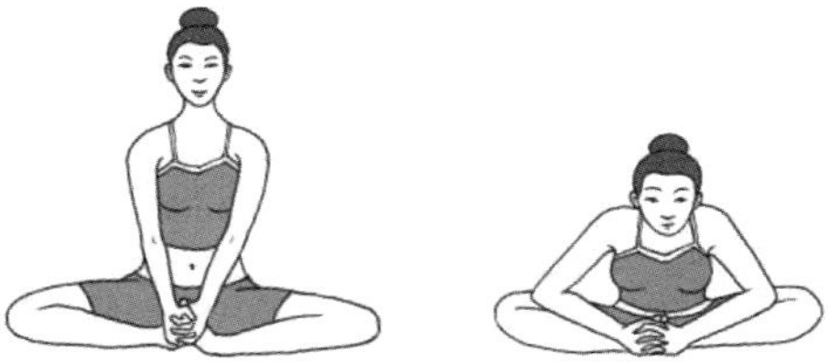

图 5-17 蝴蝶式

（二）作用

（1）蝴蝶式对于促进盆腔的血液循环具有显著效果,能够改善妇科疾病,以及泌尿系统和疝气、前列腺方面的疾病。

（2）促进腰部的疲劳恢复,缓解腰肌的僵硬以及对腰椎不适等有立竿见影的效果。

（3）长期练习能够改善坐骨神经痛等症状。

十八、眼镜蛇式

（一）动作方法

（1）俯卧于瑜伽垫上,双腿双臂自然伸直。
（2）调匀呼吸,让前额轻轻贴在瑜伽垫上。
（3）向后上方抬头,使颈部也逐渐提起,并保持颈部肌肉充分拉伸。
（4）借助背部力量慢慢提起肩部和躯干,努力向后翘起。
（5）双手置于胸前,十指相对。
（6）双手不要用力,努力让背部发力并最大程度地翘起。
（7）然后在最大程度时,双臂向后在背后十指相扣,并辅助用力向后拉躯干,保持姿势 10～20 秒。
（8）恢复姿势时应注意让脊椎一节接着一节地放下,不要一下子全部松弛下来。静卧在瑜伽垫上休息 20 秒钟,重复练习。具体的动作示意如图 5-18 所示。

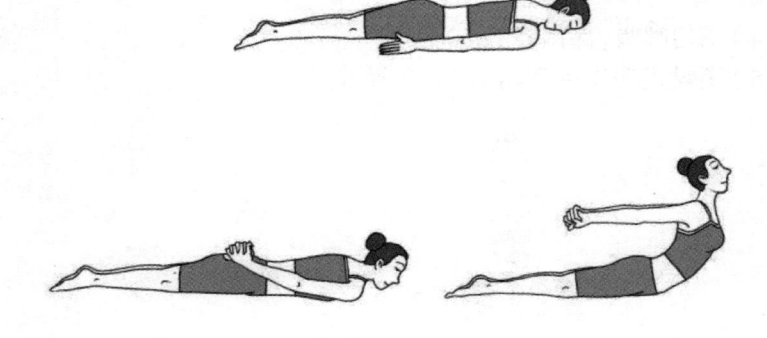

图 5-18 眼镜蛇式

(二)作用

(1)眼镜蛇式能很好地保养脊柱,尤其是保持其弹性和灵活性,避免僵硬。
(2)缓解背部酸痛,以及轻微的脊椎侧弯等问题。
(3)充分地拉伸核心肌群,使身体线条更加优美。
(4)促进脊柱周围区域的血液循环,加强脊柱神经的功能。
(5)能够锻炼和加强颚部、颈部、喉部、胸部、腹部和两腿等部位的功能。
(6)能够预防肾结石的产生。

十九、蛇扭动式

(一)动作方法

(1)俯卧于瑜伽垫上。
(2)双手在身体两侧、腰部略上的位置慢慢撑起躯干。
(3)吸气,直至两臂完全伸直。
(4)转头向身体的一侧,并体会背部的肌肉拉伸的感觉,双眼注视该侧的脚跟。
(5)保持几秒钟,然后头转向相反的方向,双眼注视另一侧的脚跟,感受另一侧背部肌肉拉伸的感觉。

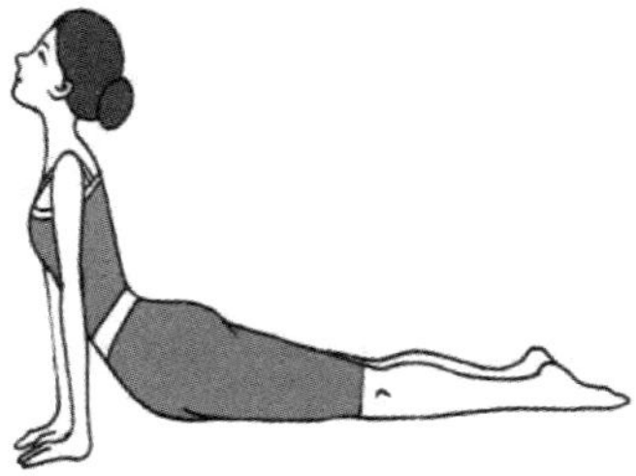

图 5-19　蛇扭动式

（二）作用

（1）促进颈部肌群的柔韧性和力量。
（2）机会脊柱神经和肌群，缓解背部的不适。
（3）对核心肌群的拉伸具有一定的作用。

二十、狗伸展式

（一）动作方法

（1）俯卧于瑜伽垫上，两脚略分开。
（2）双手以手掌撑地，位置大概在胸部的两侧。手指向前。
（3）吸气，慢慢伸直双臂撑起躯干。
（4）同时背部也自主用力，使脊柱和头颈尽量向后翘起。
（5）以双手和双脚脚背撑起整个身体，双腿离开瑜伽垫，且膝盖不要弯曲，双腿保持伸直。
（6）收紧臀部，感觉脊柱、腿部、臂膀努力伸展。
（7）吸气，保持 30～60 秒钟。
（8）然后慢慢回到初始姿势。
（9）狗伸展式动作如图 5-20 所示。

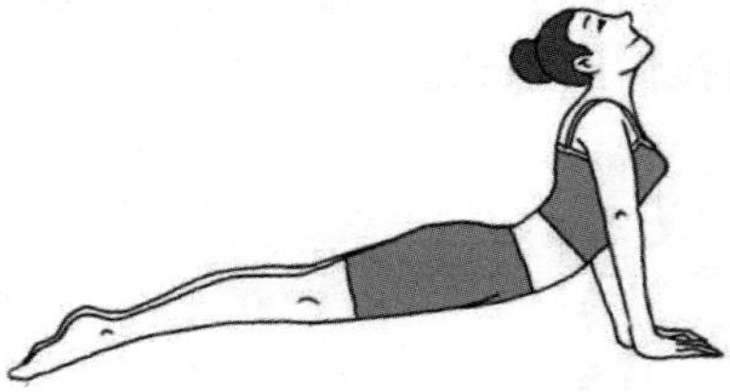

图 5-20　狗伸展式

（二）作用

（1）缓解核心肌群和背部、肩部的僵硬感。
（2）有助于肺部功能的发展，促进呼吸更加深沉。

（3）缓解颈椎不适。
（4）调节驼背等不良体态，帮助久坐人群缓解腰部的不适感也有一定的效果。

二十一、猫伸展式

（一）动作方法

（1）跪于瑜伽垫上，脚背贴在瑜伽垫上，脚心朝上。
（2）上身前俯，双手撑地，与肩同宽，使躯干和地面平行。
（3）吸气，塌腰、盆骨翘起，同时双肩下垂。
（4）呼气，同时拱背，使躯干呈拱桥形。
（5）重复上述动作6～10次。
（6）然后在（4）的姿势，同时抬起右脚和左手，努力伸直，目视前方，保持左臂和右腿与地面平行。
（7）恢复初始姿势，休息。动作示意如图5-21所示。

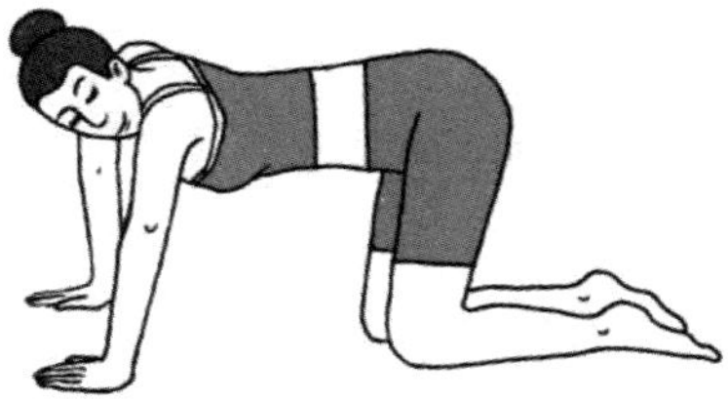

图5-21 猫伸展式

（二）作用

（1）缓解腰痛，腰肌劳损，以及久坐导致的腰部僵硬等症状。
（2）恢复脊柱的活力，使脊柱周围的小肌群更有力量。
（3）锻炼躯干的灵活性，避免脂肪堆积。
（4）改善血液循环。
（5）对缓解痛经也有一定的效果。

二十二、英雄式

（一）动作方法

1. 基本动作

（1）跪于瑜伽垫上。
（2）膝盖紧靠，双脚向两侧分开，脚背着地。
（3）臀部坐在双脚之间，注意是直接坐在瑜伽垫上。
（4）小腿紧靠大腿的外侧，准备接下来的练习。

2. 动作变体

（1）左臂向上举起，弯肘，使左手在背后肩下位置，右臂屈肘，从下侧向上，在背部与左手会合。
（2）双手在背后十指相扣。
（3）同时保持脊背伸直，不要低头。
（4）调匀呼吸，保持 30～60 秒钟。动作示意如图 5-22 所示。

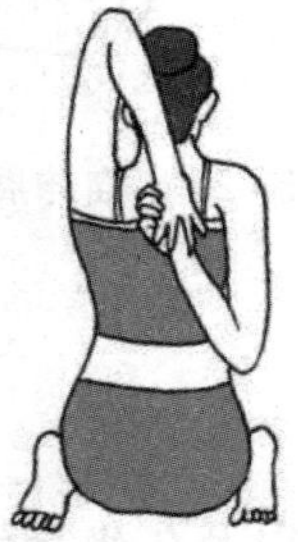

图 5-22 英雄式

（二）作用

（1）长期练习该体式能化解驼背等体态。
（2）有利于减轻背部酸痛。
（3）有助于治愈扁平足。
（4）能减轻痛风和风湿引起的膝部疼痛。

二十三、弦月式

（一）动作方法

（1）自然站立于瑜伽垫上。
（2）吸气，双手胸前合十，然后向上伸展过头，上臂不要超过耳朵。
（3）上身保持挺拔和充分的伸展。
（4）呼气，以腰椎为支点上半身左侧弯曲，眼睛看向右斜上方。
（5）注意不要向一侧顶髋，保持双脚承重。
（6）呼气，身体回到垂直于地面的姿势。
（7）吸气，向另一侧弯曲身体。
（8）在每一侧都保持 10 秒。
（9）反复练习，休息，动作示意如图 5-30 所示。

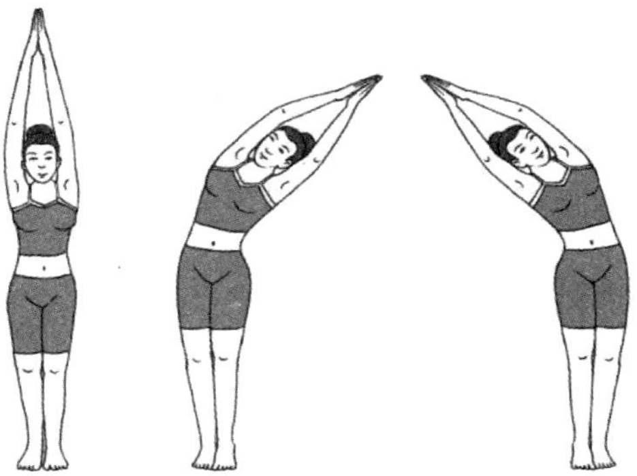

图 5-23　弦月式

（二）作用

（1）提高脊柱的弹性和灵活性。
（2）减少手臂和腰部的脂肪堆积,有助于塑造身体的曲线。
（3）使身体更加挺拔、优雅。
（4）提升平衡能力。

二十四、鱼戏式

（一）动作方法

（1）俯卧于瑜伽垫上,十指交叉,放在额下。
（2）抬起右肘至头部,肘尖努力向头顶方向,头枕在右上臂和右肘间。
（3）屈左膝,并提至胸前,右腿自然伸直,左前臂放在左膝上。
（4）两侧交替练习。动作示意如图 5-24 所示。

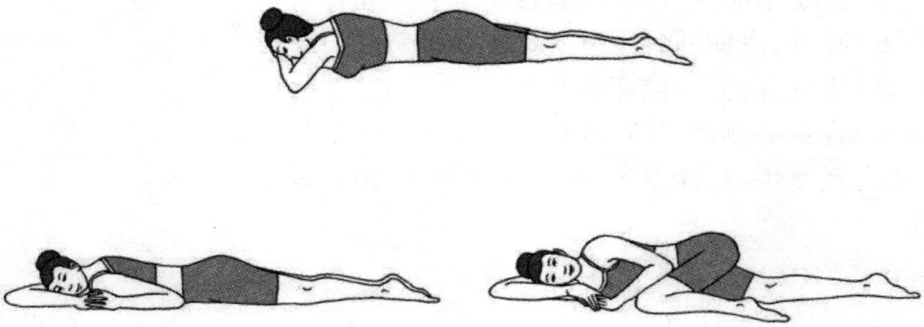

图 5-24　鱼戏式

（二）作用

鱼戏式是很好的放松体式,对于失眠人群,可在睡前练习,有助于缓解紧张的神经,放松身体。

二十五、拨云式

（一）动作方法

（1）自然站立于瑜伽垫上。
（2）吸气,双臂伸直外展在头的上方,双手掌心相对。
（3）在双臂向上不变的情况下,左手反掌再与右手相握。
（4）保持双臂不要超过耳朵,想象手指向上伸展,再次向上伸展。停留4～6秒。
（5）打开双手,双肩内收,手臂放下,回到最初姿势。
（6）交换左右手的体位,再次练习。
（7）该体式也可以选择坐姿练习,动作示意如图5-32所示。

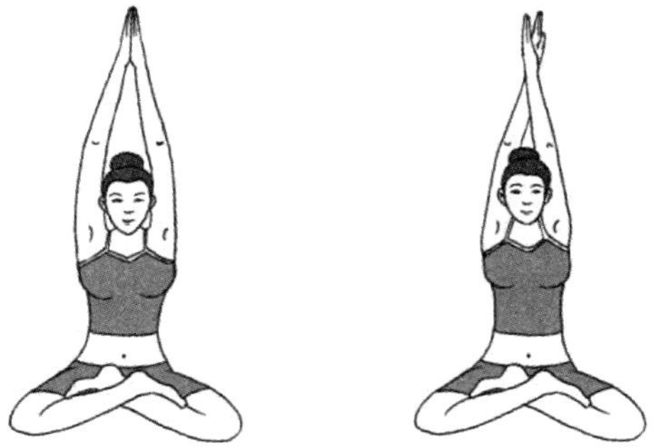

图 5-25 拨云式

（二）作用

（1）有助于调理三焦经,能够提振精神,令人心情开朗。
（2）向上伸展的动作有助于扩充肺部呼吸,使身体吸入更多的氧气,也具有放松心情的作用。
（3）缓解肩部的僵硬感。
（4）拉伸颈椎,缓解颈椎的不适感。
（5）对肩关节和腕关节的保健具有积极作用。

二十六、怪异式

（一）动作方法

（1）以山立功为准备姿势,站在瑜伽垫上。
（2）双脚略分开与肩同宽。
（3）向前平举双臂,掌心向下。
（4）呼气,踮起脚尖,同时下蹲,使大腿与地面平行。
（5）背部可稍前倾,但是脊柱要保持挺直。
（6）保持20秒。
（7）吸气,有控制地落下脚跟,回到最初的站姿。

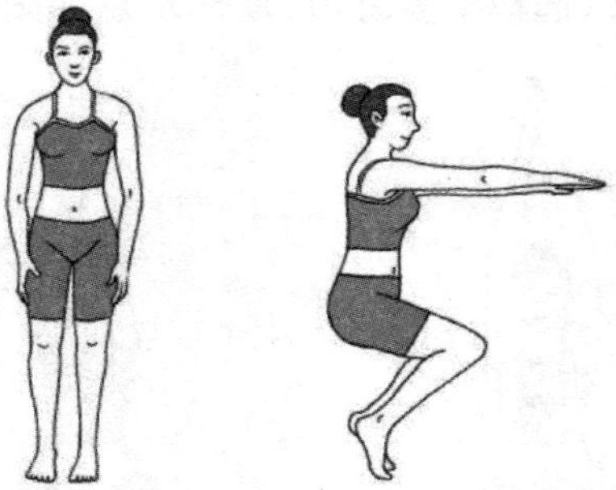

图 5-26　怪异式

（二）作用

（1）加强大腿的力量。
（2）有助于减少大腿内侧的脂肪。
（3）对锻炼核心力量也有一定的作用。
（4）可温和地增加心率,是很好的热身动作。
（5）促进血液,改善痛经。

二十七、克尔史那式

（一）动作方法

（1）自然站姿与瑜伽垫上。
（2）抬右腿，跨过左脚，右脚脚趾立于左脚外侧。
（3）努力展右髋，使右膝朝向右方。
（4）向左推髋，双手在胸前做"六"的手势。
（5）左手掌心朝向自己，右手掌心向外，上提至耳朵位置附近，然后做向右推送的动作，动作要轻缓，保持身体的平衡和稳定。
（6）向上移动右脚，且并不离开左小腿，至脚跟快达到右膝的高度时停止。
（7）在这个姿势保持一段时间。
（8）呼气，收右腿，回到最初站姿。
（9）休息片刻，换体位继续练习。动作如图 5-27 所示。

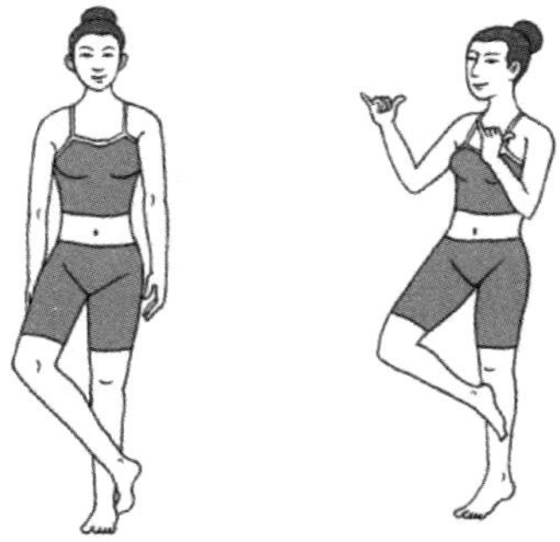

图 5-27 克尔史那式

（二）作用

（1）可镇静神经系统，恢复心神宁静。
（2）锻炼了身体的平衡能力。
（3）锻炼优雅的体态。

二十八、圣哲马里奇第一式

（一）动作方法

（1）坐于瑜伽垫上，双腿向前伸直。
（2）呼气，屈左膝，左脚脚靠近臀部，左肩向前推送身体，左腋窝包裹住左膝，左前臂自左腿外侧向体后旋绕。
（3）抬右臂，呼气，向体后翻转，右手尽量抓住左手手腕，眼睛向左肩方向看，稍停留。
（4）吸气，将身体转向前方，保持片刻，且保证身体的平衡。
（5）呼气，身体前倾，贴近右腿，保持躯干伸直，肩膀与地面平行。停留30秒左右。
（6）吸气，慢慢地抬头，双手置于大腿上，挺直腰背，十指相对，深呼吸。
（7）交换体位练习。

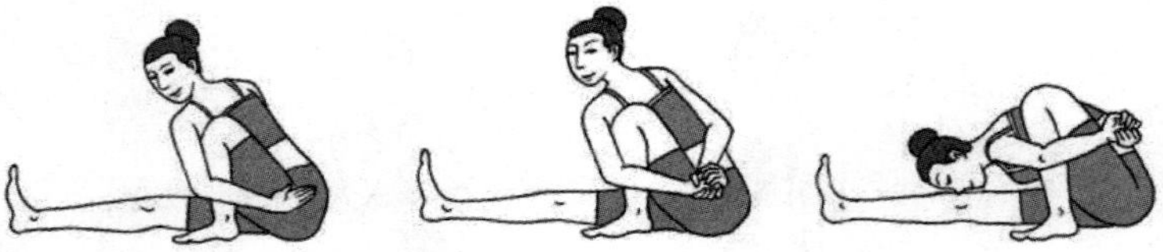

图 5-28　圣哲马尔奇第一式

（二）作用

（1）通过挤压腹部可以起到按摩脏器的作用。
（2）促进肠道蠕动，可缓解便秘、胀气等症状。
（3）有助于脊柱的伸展，激活脊柱的能量，缓解焦虑，放松心情。

第二节 进阶——中级体式习练

一、轮式

(一)动作方法

(1)仰卧于瑜伽垫上,四肢保持自然平放,掌心向下。
(2)屈膝,收脚,脚后跟紧贴大腿。
(3)身体较为僵硬,或体态略胖的人做不到上述动作,也要尽力收回小腿,保持双脚掌平放于瑜伽垫上。
(4)从头顶上向后举双臂。顺势将双手撑于瑜伽垫上,指尖向着脚的方向。
(5)吸气,双脚与双手用力撑起身体,将躯干离开瑜伽垫。
(6)向后仰头,使身体呈拱桥形。
(7)呼吸要均匀,保持该姿势 10 秒。
(8)先缓慢放低头部,然后恢复至初始姿势,休息片刻,重复练习。轮式动作示意如图 5-29 所示。

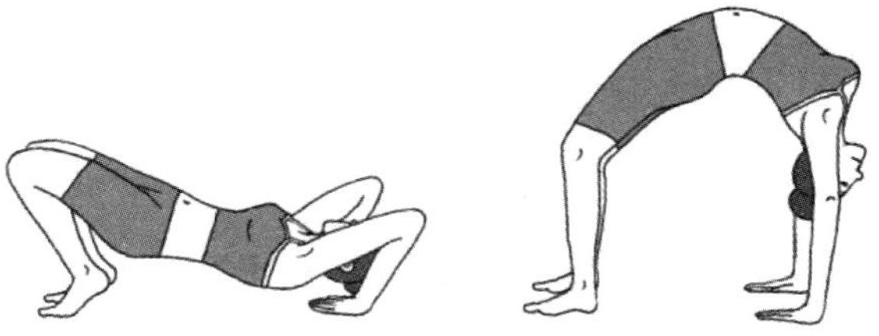

图 5-29 轮式

(二)作用

(1)经常进行轮式练习,可以增强背部肌群。

（2）对肩关节、髋关节、颈椎、踝关节等都有很好的保健和加强作用。

（3）通过拉伸腹部肌群，能促进核心力量的发展，对腹腔内各个脏器也具有一定的按摩作用。

（4）促进血液循环，尤其对头部供血有加强作用。

二、鱼式

（一）动作方法

（1）以莲花式坐好。

（2）然后再将两腿平放于瑜伽垫上，仰卧。

（3）呼气，拱背，用头顶住瑜伽垫。

（4）用手去抓大脚趾，以增强拱背的程度。深呼吸，保持该姿势2分钟。

（5）手放开脚趾，向头上举起双臂至头后部，双手握住对侧的手肘。

（6）保持该姿势1分钟。

（7）吸气，恢复到莲花坐，放松，休息。

（8）交换两腿位置，重复练习，鱼式动作示意如图5-30所示。

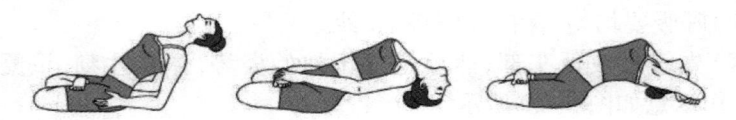

图5-30 鱼式

（二）作用

（1）鱼式能充分地伸展腹腔，可以起到舒展和按摩脏器的作用，长期练习有益于身体的健康。

（2）对骨盆、肩、腰椎等都有很好的保健和锻炼作用。

（3）鱼式对患有咳嗽、支气管炎的人群也有一定治疗功效，能促进呼吸深长，缓解症状。

（4）对于颈椎病，久坐的学生和办公族都有促进颈椎保健的作用。

（5）有助于缓解驼背和背部的不适。

三、弓式

（一）动作方法

（1）自然俯卧于瑜伽垫上，双手掌心向上。
（2）调整呼吸至均匀。
（3）屈膝，使双脚掌撑地，小腿靠近臀部。
（4）双手抓住脚踝。
（5）吸气，努力向后仰头，并拉起双脚，使双膝离地，使整个身体呈弓形。
（6）调匀呼吸，并努力保持这个姿势久一点，根据个人情况，可以是5秒，或者更久一些。
（7）然后慢慢恢复初始姿势，把脸转向一侧，脸颊贴地，彻底放松。
（8）重复练习，弓式动作示意如图5-31所示。

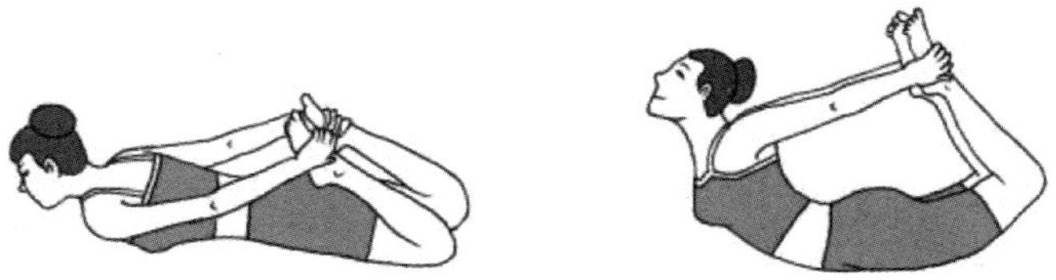

图 5-31 弓式

（二）作用

（1）坚持弓式练习可增强核心以及背部力量，尤其可缓解背部疼痛。
（2）弓式和鱼式配合练习，能够全面地锻炼髋部、颈椎、肩部的灵活性，使躯体更加柔韧和强壮。
（3）全身大肌群、小肌群均得到拉伸，能够彻底地放松。
（4）在拉伸过程中，能不同程度地按摩肝脏、肾脏和膀胱等器官，促进血流流通，增强或改善其功能。
（5）经常进行弓式练习，可以避免脂肪的堆积。

（6）通过弓式练习，还有促进消化系统功能的作用。

（7）通过扩胸等动作，还可促进血液循环，提振精神，缓解焦虑、抑郁等负面情绪的困扰。

四、犁式

（一）动作方法

（1）仰卧于瑜伽垫上，双腿并拢，双手于体侧，掌心向下。

（2）吸气，用手掌按瑜伽垫，收紧核心，两腿离开地面向上举起至躯干上方。

（3）呼气，逐渐将两腿向头的后方靠近，当到达最大程度时，保持10秒。

（4）如果身体足够柔软的话，脚趾能触碰瑜伽垫，同样的，在这个位置保持10秒，同时呼吸保持均匀。

（5）如果躯体相当柔软，脚趾就会碰到地面。

（6）保持这个姿势10～15秒钟，缓慢而有规律地呼吸。

（7）现在将双脚向头后送去，两臂滑向背后。这会将更大重量移至脊柱的顶部。双腿保持伸直，保持这个姿势10秒。

（8）保持姿势，坚持10秒。

（9）然后缓缓收回双腿，在臀部接触地面之后，双腿就可以伸直，恢复初始的姿势。重复练习，动作示意如图5-32所示。

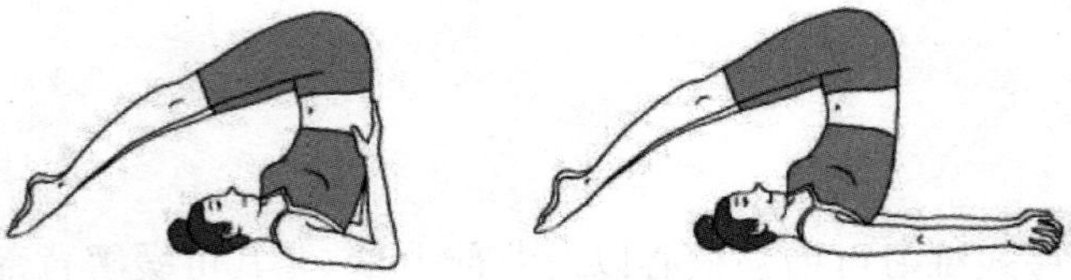

图5-32 犁式

（二）作用

（1）犁式对脊柱具有非常好的锻炼和按摩作用，能够短时间内让人恢复活力。

（2）该体式还有助于减轻各种背部不适、腰部不适，对于颈椎、胸椎和腰椎的保健都具有一定的改善作用。

（3）能够锻炼人的整体的协调性、柔韧性，进而可以增强身体的运动能力和体质。

（4）犁式有助于全身的脂肪，增强肩部、背部、核心肌群、臀部以及腿部的力量。

（5）促进身体的血液循环，提升免疫力。

（6）缓解痛经、月经失调以及消化不良等常见症状。

五、鸟王式

（一）动作方法

（1）自然站立在瑜伽垫上。

（2）左腿向前并贴在右腿上，小腿向后绕从后面贴住右腿，使两腿呈缠绕状。然后，再努力用左脚大脚趾勾住右脚踝的上半部。

（3）身体的重心落在右腿和右脚上。

（4）同样的，右臂以肘部为支点缠绕左臂，然后做双手合十状。

（5）调匀呼吸，保持这个姿势30秒钟。

（6）恢复到最初的站立姿势。

（7）变换左右缠绕的方式，重复练习。

（二）作用

（1）这个姿势对两腿非常有益，补养和增强两踝、两膝和腿肚子肌肉。[1]

（2）鸟王式还能缓解腿部的抽筋现象。

（3）提升身体的平衡能力和协调能力。

---

[1] 魏云花．大学瑜伽教程[M]．杭州：浙江大学出版社，2010：94．

六、鸵鸟式

（一）动作方法

（1）双脚略分开，站立在瑜伽垫上。
（2）呼气，上身前倾，直至用手的大拇指、食指和中指分别抓住两只脚的大脚趾。
（3）然后抬头，从骨盆部位开始上倾，进而使背部呈"U"形。
（4）双腿保持绷直，否则会影响练习效果。
（5）呼气，头放低至双膝部位。
（6）保持这个姿势约20秒钟。
（7）吸气，恢复到背部呈"U"形的姿势。
（8）放开脚趾，恢复基本站立式。

（二）作用

（1）鸵鸟式能缓解腹部胀气或胃部消化不良等问题。
（2）促进血液循环，提升身体的免疫力。

七、肩倒立

（一）动作方法

（1）仰卧于瑜伽垫上，掌心向下。
（2）两臂保持平衡，双腿伸直并向上抬起。
（3）双腿带动髋部上提，双手托扶腰部两侧，帮助髋部上提，直至双腿伸展到肩部的上方并垂直于地面，注意髋部和双腿应在一条直线上。
（4）同时双脚也绷直，向上伸展。
（5）收紧下巴，顶住胸部。
（6）调匀呼吸，根据自身能力保持这个姿势1~3分钟。
（7）经常练习的话，最终可以做到双腿和躯干都高高举起，与肩部成为 90°。

（8）循序渐进地练习，不要急于求成。

（9）保持一会会慢慢放下双腿，身体平躺在瑜伽垫上。

（10）稍转动头部帮助颈部和肩部的放松。

（11）调匀呼吸，休息，肩倒立练习每次只做一次即可，不要重复练习。因为人的颈部非常脆弱，当身体的力量和协调能力都不够时，练习强度过大有可能会损伤颈部，造成运动损伤。

（12）肩倒立的动作示意如图 5-33 所示。

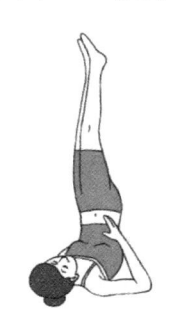

图 5-33　肩倒立

（二）作用

（1）肩倒立是瑜伽练习中最重要的体式之一，能够使血液中血红蛋白含量得到改善。

（2）肩倒立能够让大脑的供血非常充足，能够改善用脑过度、失眠、焦虑等带来的头疼、头晕等症状，能够帮助人们快速恢复精力，提高大脑的活力。

（3）通过肩倒立，还可以促进眼睛、头皮、面部皮肤、头发的新陈代谢，长期练习能够使每个部分充满活力，起到一定的驻颜效果。

（4）由于练习时会锻炼颈部和下颌肌群，这能促进钙部位的血液供应，对甲状腺和甲状旁腺都有益。

（5）肩倒立可使血液自由地流入心脏而无须克服地心吸力的阻拉作用。

（6）肩倒立还有助于消除两腿、骨盆和腹部的充血现象和水肿现象。

（7）肩倒立对于改善子宫位移、月经失调、痔疮、疝气、前列腺功能失调等都有一定作用。

（8）肩倒立式还有助于腹部脏器恢复活力，改善相关功能。
（9）肩倒立还可以提升人体的协调能力、平衡能力以及预防脂肪堆积等。
（10）长期练习肩倒立对缓解结肠炎和肠溃疡也有一定的帮助。

八、战士一式

（一）动作方法

（1）站立于瑜伽垫上。
（2）双臂伸直高举过头，双手合十。
（3）吸气，左脚向后迈一大步。
（4）呼气，上身向右转 90°，左脚略调整站稳即可。
（5）屈右膝，让大腿平行于水平面，与小腿成直角。
（6）仰头去看合十的双手，脊柱要保持挺直。
（7）调匀呼吸。
（8）保持 20 ~ 30 秒钟。
（9）恢复初始姿势，做相反方向的练习。动作示意如图 5-34 所示。

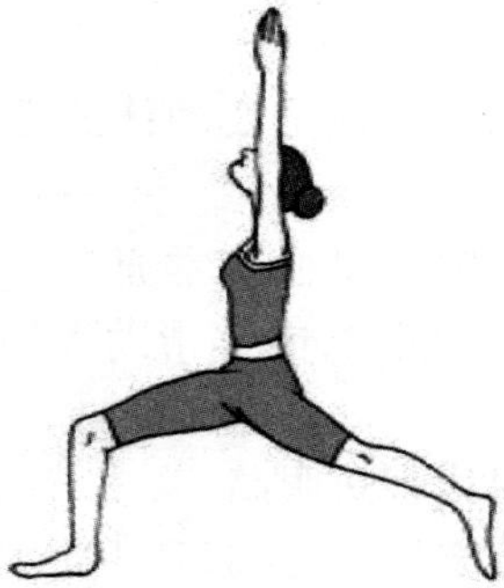

图 5-34　战士一式

（二）作用

（1）放松和缓解颈椎和下背部僵硬的肌肉。
（2）增强双踝的力量。

（3）拉伸双肩,缓解肩膀的不适感。
（4）有助于深呼吸,加强肺部功能。
（5）练习了平衡感,能避免腰腹部脂肪的堆积。

第三节　深造——高级体式习练

一、青蛙式

（1）双脚站于瑜伽垫上,之间的距离略宽于肩膀。
（2）下蹲,转动双臂,将双手放在双脚内侧,五指全部打开。
（3）用手肘去触碰膝盖。
（4）呼气,低头去触碰瑜伽垫。
（5）吸气,慢慢至初始姿势。
（6）慢慢伸直左脚,保持身体稳定。

二、蜜蜂式

（1）以莲花坐在瑜伽垫上准备好。
（2）上半身慢慢地前倾。
（3）尝试用臀部发力,推动膝盖前移,双手撑地。
（4）手肘尽量向两侧展开,尝试让下巴和胸部触及瑜伽垫。
（5）双手于背后合十,并一点点地向上移动至不能再上移的位置,保持20秒。
（6）呼气,躯体尽量后仰,保持10秒钟,边吐气边恢复至开始的姿势。

三、鸽子式

（1）坐于瑜伽垫上,左腿向左移动,但两膝保持在一条直线上。
（2）上半身向右转体。
（3）双手在右膝的两侧同时掌心扶瑜伽垫,眼睛看向右前方。
（4）呼气,身体前倾,用额头去触及瑜伽垫。
（5）闭目,双手前伸,保持1分钟。

（6）睁开眼睛，起身，并转回左侧。

（7）左手抓左脚尖，屈左膝，让左手肘钩住左脚背。

（8）右手从背后寻找到左手，双手在背后相握，停留10秒。

（9）还原再做另一边。

四、半月式

（1）靠着墙面直立，就像是贴在墙上。

（2）吸气，手臂打开，呼气，身体滑到你的右边。右手放在右小脚的脚踝上，左手向上举向天空，就像是贴在墙上的基础三角式开始。臀部紧贴在墙上，眼看上面的手。

（3）将上面的左手放在臀部，眼睛望向右脚前方的地面。

（4）弯曲下面的腿（右腿），将右手指尖放在地面上。

（5）再伸直右膝，右手向下伸展触地，同时向上抬起左腿，靠在墙上（可以勾脚或绷脚尖），左手扶在左脚上方。

（6）再慢慢地将左手向上靠墙，尽可能上举，直至两手成直线与地面垂直，眼睛望向上方，保持1分钟。

（7）先让上面的手放下来，再让脚慢慢地放下来。然后重复做反方向动作。

五、海狗式

（1）面对墙站立，大约距墙面100厘米。

（2）双脚可合并或分开，身体向前弯，臀部向后，将双手掌心放在墙上。

（3）打开你的肩膀，但不要太向下靠，眼睛平视下方。

六、前臂平衡预备式

（1）跪在地上成猫状动作，脚尖贴在墙上。

（2）将手臂互相环抱，让两肘间有足够的距离。

（3）肘关节不动，将双手放在地面前方握在一起成三角形。

（4）将眉心放于手肘关节中间位置，勾脚尖点地。

（5）以眉心为支点顶住地面，臀部向上顶起，膝盖伸直成倒"V"形。

（6）将一只脚慢慢离开地面,向上靠墙抬高(大约离地100厘米)。

（7）另一只脚同时跟上,保持在90度以上位置1～3分钟。放松颈部及头部,还原时让脚轻轻地离开墙壁。

第六章 不同功效的瑜伽习练方法指导

　　瑜伽是一项动静结合的健身运动,它可以帮助我们从身体上、心理上、精神上都达到最佳的状态,从而焕发活力。瑜伽可以瘦身,瑜伽健身既健康又安全,而且效果精准,可以针对不同的肥胖部位做专门的瘦身练习。瑜伽也可以打造完美身型,解决体型体态问题,使人拥有良好的身体曲线。瑜伽还能防病治病,有医疗和康复功效。总之,瑜伽具有瘦身、塑形、治病等诸多功效,人们可以根据自己的需要选择适合的体式进行练习,从而达到良好的目的。本章主要针对瘦身燃脂、局部塑形和疾病治疗三个功效来介绍对应的瑜伽练习方法,为有需要的人群提供科学指导。

第一节　以瘦身燃脂为主的瑜伽习练

一、瘦全身

(一)舞王式

1. 练习方法

　　(1)两脚并立,身体正直,手臂下垂,视线对准正前方。
　　(2)右腿膝盖弯曲,右腿向后上方抬起,右手从侧后方用拇指、食指和中指将右脚大拇指抓住向后上方拉,感受右腿肌肉拉伸和收紧的感觉。
　　(3)右手臂在体后向上抬起与头齐平,右腿在体后抬至大腿平行地面,脚掌朝上,右手抓握脚踝继续拉伸右腿肌肉。左臂在体前伸展,与肩

第六章　不同功效的瑜伽习练方法指导

膀为同一高度。深呼吸,放松,身体重心保持稳定,保持 10～15 秒。

（4）右脚落地,两臂恢复落于体侧姿势。

（5）抬左脚做相同的练习。两侧交替。

2. 练习功效

对腿部肌肉进行拉伸,消耗身体多个部位的脂肪和能量,锻炼整个身体,同时能够促进身体柔韧性的提升。

（二）仰卧扭转放松式

1. 练习方法

（1）在垫子上呈仰卧姿势,双腿并在一起充分伸直,双手落在身体两侧的垫子上,手背朝上。吸气,左腿膝盖弯曲,臀部和背部始终贴在地上。

（2）呼气,右腿向上抬起并向右侧肩部方向用力下压,左手将右脚脚踝抓握住。注意右腿的膝关节不能弯曲,肩部也不能离开地面。

（3）吸气,左手抓住右脚脚踝施力使右腿落在身体左侧地面,左腿落地向身体右侧弯曲,用右手将左脚脚趾抓住,左大腿外侧尽可能不要离地,头转向右侧。呼气,然后均匀呼吸 5～8 次后还原。

（4）在身体另一侧继续练习。

2. 练习功效

（1）使踝关节更加灵活,膝关节更加柔韧,促进大腿后侧韧带的强化,燃烧腿部脂肪。

（2）使髋部更加灵活,使体侧胆经得到按摩,起动疏通经络的作用。

（3）使脊椎更加舒展放松。

（二）骑马式

1. 练习方法

（1）跪姿，上身挺直，吸气，同时右腿屈膝向前迈一步，脚尖比膝盖更向前一些，两手手掌都放在右腿膝盖处。

（2）手臂向身体两侧垂直伸展，呼气，同时收紧臀部肌肉，身体下压，体会髋部被拉伸的感觉，并使手指尖尽可能与地面保持最近距离，保持，自然呼吸 1 次。

（3）再次呼气时，髋部向下压，收缩腹部肌肉，上体向后屈，颈椎充分拉伸，肩部和胸部充分打开，指尖贴地，保持，自然呼吸 3 次。

（4）吸气，手掌撑腰，身体慢慢还原，右腿收回，恢复跪立姿势。呼气，同时向前俯身，额头贴地，臀部落在脚跟上，放松休息。

（5）另一侧腿继续练习。

2. 练习功效

（1）使腿部、腹部肌肉得到充分拉伸，减少这些部位的脂肪，塑造良好的腿部和腹部线条。

（2）促进腰腹部和腿部肌肉力量的增强，并使身体平衡能力更强。

（3）促进盆腔血液循环，改善盆腔内生殖器官的功能。

二、瘦臂

（一）天线式

1. 练习方法

（1）跪坐，臀部落在脚上，上体挺直，双手合掌置于胸前。

（2）吸气，手臂向身体两侧伸展打开，同时向后仰头，颈部放松，呼吸均匀自然。

（3）头渐渐还原，双手在体后十指交叉。

（4）向前俯身，额头慢慢贴地，手臂在背后充分伸直并使指尖朝上，呼吸均匀自然。坚持片刻。

（5）再吸气，身体渐渐还原，调整呼吸，放松身心。

2. 练习功效

锻炼肩部、手臂肌肉，减少手臂多余脂肪。

（二）幻椅式

1. 练习方法

（1）两脚开立（距离约同肩宽），手臂垂于身体两侧，身体挺直，收腹，放松肩膀。呼吸自然均匀。

（2）吸气，手臂举起向上伸展，仰头；呼气，肩放松，尾骨收紧，脊椎伸展，脚跟抬起。保持，自然呼吸2次。

（3）再次呼气，有意识地将腰腹部与臀部肌肉收紧，屈膝，想象身后有一把椅子，臀部向后坐，脊椎继续向上向前延伸，保持，自然呼吸5～8次。

2. 练习功效

（1）使背部、臀部和大腿的肌肉变得更加强健。
（2）塑造良好的手臂线条。
（3）使溜肩、驼背等不良体态得到纠正。
（4）使骨盆区域积聚更多的能量，促进骨盆健康。

（三）坐山式

1. 练习方法

（1）莲花坐姿，双手在体前十指交叉，手背朝外，吸气，手臂上抬到与胸齐平的高度。

（2）呼气,双手继续十指交叉向上伸展举过头顶,手臂充分伸直,手背朝下。

（3）吸气,头缓缓低下,下颌与锁骨贴近,腰背挺直。

（4）双腿位置交换,重复练习。

2. 练习功效

（1）使背部、肩部肌肉得到充分伸展与锻炼,减少手臂的多余脂肪,塑造良好的手臂曲线。

（2）燃烧侧面脂肪,防止出现"副乳""游泳圈""蝴蝶袖"。

（3）减轻肩背部酸痛症状。

三、瘦背

（一）下蹲美背式

1. 练习方法

（1）两脚并立,稍屈膝,手臂置于体侧,腰背挺直。
（2）手臂在体侧平举,高度与肩齐平,背部向前推。
（3）双臂移向背后双手合十,指尖朝上。
（4）抬头向后仰,颈部伸展,背部肌肉充分舒展。
（5）双臂在体后向下伸直,收紧肩部、背部肌肉。
（6）逐渐还原,重复练习。

2. 练习功效

使背部肌肉通过收缩变得更加紧致,消除背部赘肉,打造更加健康优美的背部线条。

第六章　不同功效的瑜伽习练方法指导

（二）蝗虫式

1. 练习方法

（1）俯卧姿势，腿并拢，双手在体侧，手背朝上。
（2）绷紧手臂肌肉，抬起两腿，两腿始终不分开，也不能屈膝。体会臀部肌肉收紧的感觉，保持5秒。
（3）吸气，同时向上向后伸展头颈部和手臂。
（4）呼气，两腿落地，头还原。
（5）休息5秒，重复练习。

2. 练习功效

使背部肌肉得到充分锻炼，对背部神经元进行改善，使背部肌肉线条更加优美。

（三）蝗虫变形式

1. 练习方法

（1）俯卧姿势，手臂在身体两侧，手背朝下，腿并拢且伸展，脚掌朝上。额头贴地，身体放松，均匀呼吸。
（2）吸气，同时抬头，肩膀和胸部抬起离开地面，呼气。
（3）吸气，手臂向前向上伸展，上身尽力抬高，体会腰腹部肌肉收紧的感觉，腹部有意识地控制上体。呼气，保持片刻。
（4）再吸气，同时两腿向上提起，尽可能向后延伸，臀部肌肉收紧，此时可以稍微分开两腿，以减轻上体承重的压力，控制好身体平衡。保持5秒后还原。

2. 练习功效

（1）使背部肌肉群更加强健，缓解背部不适症状（僵硬、疼痛等）。

· 145 ·

（2）有效伸展胸腹部、肩部和背部，美化这些部位的曲线。
（3）缓解身体压力，促进睡眠。

四、瘦腰

（一）三角扣手式

1. 练习方法

（1）两腿开立，脚间距离约为两个肩宽距离，右脚跟向右侧转 90°，吸气，右腿屈膝，手臂在体侧充分打开伸展，目光注视右前方。
（2）呼气，向右侧俯身弯腰，直至右手手指点地，右膝前推，左手臂向上拉伸。
（3）吸气，右侧手臂屈肘穿过右腿，将右手置于右腿大腿外侧，左臂继续拉伸，目视左手指尖。
（4）吸气，左手收回在背后将右手腕握住，颈椎充分拉伸，打开肩膀，保持，自然呼吸 3～5 次后还原。

2. 练习功效

（1）使腿部肌肉尤其是大腿内侧肌肉得到锻炼，变得更加强壮。
（2）消除腰侧和臀部多余的脂肪。
（3）扭转动作使脊柱获得更多的血液，从而改善灵活性。
（4）消除腰背部的不适感和疲劳感。
（5）对关节疼痛和坐骨神经痛有一定的缓解作用。

（二）弯腰变形式

1. 练习方法

（1）盘坐姿势，上体挺直，手臂放在体侧，手背朝外，指尖向下。

第六章　不同功效的瑜伽习练方法指导

（2）吸气，挺胸，手臂上屈置于头顶，十指相扣压头，肘部打开，不要刻意耸肩。

（3）呼气，同时上体向右侧往下压至自己的极限程度，使右肘尽可能与地面保持最近距离，体会身体左侧肌肉的拉伸感，保持，均匀呼吸。

（4）吸气，同时身体还原，休息片刻后换另一侧练习。

2. 练习功效

（1）使颈部、臂部和体侧肌肉得到锻炼，使手臂和腰部线条更加优美、肩颈线条更加流畅。

（2）促进肩关节的舒展和放松，缓解肩周炎症状。

（3）增加血液供给，提高健康水平。

（三）变形风吹树式

1. 练习方法

（1）两脚开立，屈臂在头后双手合十，手指朝上，肩胛骨向脊柱方向推动，肘部尽可能向后拉伸。

（2）双手合十平行向左侧移动，体会身体两侧肌肉和胸部肌肉的拉伸感。

（3）双手向右侧移动，然后向右向上充分伸展，手掌贴紧，同时头向右侧屈，体会腹部肌肉拉伸的感觉。保持片刻，两侧交替练习。

2. 练习功效

（1）充分锻炼腰部肌肉，消除腰腹部多余脂肪，使腰部曲线更加健康、优美。

（2）可以缓解脊柱不适，对脊柱不正有一定矫正作用。

五、瘦腿

(一)美腿式

1. 练习方法

(1)坐姿,上体挺直,左腿屈膝,小腿贴地,右腿向后伸直,双手自然地放在体侧,保持 30 秒。

(2)吸气,右侧小腿抬起,膝盖贴地,右手反抓右脚踝,左腿脚掌着地撑起,膝关节几乎呈直角。呼气,左臂向前拉伸,身体平衡,保持这一姿势,均匀呼吸 6 次。

(3)放松手臂,右侧小腿落地还原,左腿着地折叠,小腿在体后靠近臀部,膝盖向前,右手将左脚握住,右手放在体前,用右手手掌着地支撑身体。保持 20 秒。

(4)平坐,两腿并拢充分向前伸直,俯身低头,使头落在两腿间,背部充分伸展,双手将双脚握住,保持 20 秒后还原。

2. 练习功效

使腿部肌肉得到有效拉伸,多余脂肪得以消除,腿部变得紧实、有力,并塑造细长的腿型。

(二)牵引腿肚式

1. 练习方法

(1)仰卧姿势,腿伸直,双手放在体侧,闭目放松。

(2)双脚抬起伸展,直至垂直地面。

(3)脚尖回勾,拉伸小腿内侧肌肉,保持 20 秒。

(4)脚尖还原,小腿肌肉放松,保持 20 秒。

第六章　不同功效的瑜伽习练方法指导

（5）重复5～10次后腿落地调息。

2.练习功效

（1）消除小腿多余的脂肪,使小腿肚的线条被拉长。
（2）对腹部和大腿部也有燃脂减肥功效。

（三）踩单车式

1.练习方法

（1）平躺姿势,两腿并拢伸直,双手置于体侧,闭目放松,均匀呼吸。
（2）两腿向上充分伸展,保持与地面垂直,上身放松。
（3）双腿交替运动,像骑自行车一样。先正方向蹬12次,再反方向蹬,呼吸均匀,不要憋气。

2.练习功效

消除大腿的多余脂肪,促进大腿血液流动,塑造良好的腿型。

第二节　以局部塑形为主的瑜伽习练

一、肩部塑形

（一）美肩式

1.练习方法

（1）跪立,四肢着地,双膝、肘部贴地,大腿、上臂尽可能垂直地面。

（2）上身、肩部向下压，额头点地，胸尽量贴地，手臂向前延伸贴地。保持5～10秒。

（3）手臂向体侧打开，与肩成一条直线，均匀呼吸。

（4）将双手放在臀部上面，吸气时手臂向上伸展，两肩向内收紧，保持5～10秒。

（5）小腿离地上抬，脚尖勾起，保持30秒。

（6）慢慢还原，重复练习。

2. 练习功效

锻炼肩部肌肉，缓解肩部僵硬，美化肩部线条，纠正高低肩。

（二）闭莲式

1. 练习方法

（1）莲花坐，脊柱充分伸展，稍稍打开肩，肩胛骨收紧，双膝尽可能压地，身体保持平稳，自然呼吸。

（2）吸气，身体稍向前倾，双手绕过背后，右手抓右脚，左手抓左脚。呼气时，脊柱向上挺拔。

2. 练习功效

（1）强健肩部关节、肌肉和韧带，消除多余脂肪，美化线条。

（2）提高肩关节的灵活性，缓解背部疼痛。

（三）偶人式

1. 练习方法

（1）莲花坐，手臂侧平举，掌心反转向上，双手握拳，目视前方。

（2）慢慢向上屈肘，上臂平行地面，大小臂垂直，上体挺直。

第六章　不同功效的瑜伽习练方法指导

（3）肘部慢慢向前旋转，拳心朝向肩膀，臀部不离地。
（4）继续向下旋转，拳心向后，上臂平行地面，大小臂垂直。
（5）手臂向体侧伸直，平行地面，拳心向下。
（6）手臂缓缓放下，还原莲花坐姿，手放在膝上，深呼吸。

2. 练习功效

（1）锻炼肩关节和肘关节，使肩关节柔韧性增强，肩部肌肉更加灵活、柔软。
（2）消除肩膀、手臂的多余脂肪，美化线条。

二、胸部塑形

（一）单脚扭转式

1. 练习方法

（1）坐姿，左腿向身体前侧伸直，右腿屈膝并将右脚靠在左膝内侧。
（2）左手抱住右膝，右手支撑在臀部后方，上体直立，目视正前方。
（3）上体向右后方扭转，目视后方。
（4）两边坐骨力量平均坐于垫上，右手缓慢向上举起，保持3~5次呼吸，换另一侧重复同样的动作。

2. 练习功效

（1）促进胸部血液循环，使胸部肌肉更加有力、有弹性。
（2）促进骨盆区域血液循环，按摩肠胃，促进消化。

（二）鹫鸟变形式

1. 练习方法

（1）坐姿，右腿向前弯曲，大腿与小腿贴合；左腿向后伸展，脚背贴地；身体与右腿膝盖方向保持一致，双手扶住右大腿上侧，腰背挺直，目视前方。

（2）呼气，尾骨收紧，两臂从体前上举，掌心相对，指尖向上空延伸。

（3）吸气，将右手弯曲，前臂与地面垂直，掌心面向面部，左手臂继续向上伸直；再收回左臂，置于右手肘上，两臂交叉，掌心相对。

（4）呼气时，手臂拉动身体向后仰，肩膀放松，手臂尽量往后推，注意力在胸部，眼睛看向指尖，保持3次呼吸的时间。吸气时恢复基础坐姿，换另一侧重复练习。

2. 练习功效

（1）美化手臂和胸部线条。
（2）纠正不良体态，培养良好气质。
（3）锻炼脊椎，提升注意力。

（三）飞翔式

1. 练习方法

（1）站立，双脚并拢，身体挺直，双手放在体侧，目视前方，均匀呼吸。

（2）保持双腿不动，双臂向后伸展，双肩尽量向后打开，挺胸收腹，目视上方，保持30秒。

2. 练习功效

锻炼胸部肌肉，使胸部更挺拔、线条更优美。

第六章　不同功效的瑜伽习练方法指导

三、臀部塑形

（一）跪姿舞蹈式

1. 练习方法

（1）坐在地面上，腰背挺直双腿向前并拢伸直，双手放在身体两侧，掌心贴地，眼睛平视前方，调整呼吸。
（2）左腿伸直不变，弯曲右膝，右脚跟抵住会阴处。
（3）呼气，左腿向后弯曲，左脚跟尽量靠近臀部，双手撑住臀部后方的地面。深呼吸，身体慢慢向后仰，右手掌向下置于右膝侧面的地面上，右臂用力，慢慢将臀部抬离地面，左臂向头顶上方伸展，眼睛看向左手指尖的方向，保持姿势 20 秒。
（4）臀部慢慢落回垫面，恢复初始姿势，休息片刻后换另一侧重复动作。

2. 练习功效

锻炼大腿肌肉群，消除大腿和臀部的多余脂肪，美化臀形。

（二）站姿炮弹式

1. 练习方法

（1）挺直腰背，侧立在垫子上，目视前方。双肩微微朝外打开，手臂自然垂落于体侧，脚掌稳稳站立，紧贴地面。
（2）将重心慢慢转移到右腿上，吸气，左膝抬起，手指交叉抱膝，脚尖绷直向下，腰背伸直，右脚掌稳稳站立在垫子上。
（3）吐气，大腿往胸前靠，腹部收紧。继续吐气，坚持到极限，慢慢吸气，放下腿。放松深呼吸，相反方向重复此动作。

2. 练习功效

（1）增强手臂力量和弹性，美化线条。
（2）打开肩部，拉长颈部线条，保持良好体态。
（3）提升身体协调性。
（4）促进臀部、颈部血液循环，美容美体。

(三) 摇篮式

1. 练习方法

（1）坐姿，腰背挺直，头部摆正，目视前方。双腿并拢向前伸直，脚尖朝上。双手自然下垂，指尖撑于臀部后侧。
（2）吸气时，屈左腿，膝盖外转，双手抱住左脚和左小腿；右腿伸直并微微内收，使其得到充分的伸展。
（3）呼气时，将左腿上抬，尽量让左小腿平行地面，将左脚板放右肘肘窝里，左膝盖放在左肘肘窝内。吸气，脊椎向上伸展，将左腿推离胸部。
（4）呼气，放松肩膀，将左腿压向胸前；前后推动左腿时，重心放在大腿根部和尾椎处，右腿不要移动，脊柱不要弯曲。再次吸气时回到开始的姿势，换边操作。

2. 练习功效

（1）强健脊椎、大腿后侧肌肉和韧带。
（2）减少臀部、小腿后侧的多余脂肪，防止臀部下垂，使腿部结实有力。
（3）减少腹壁脂肪，增强腹肌力量。

第六章　不同功效的瑜伽习练方法指导

四、腿部塑形

（一）鹭式

1. 练习方法

（1）坐在地面上，挺直腰背，双腿并拢伸直，绷直脚背和脚尖，双手放在身体两侧，挺直腰背，眼睛平视前方，调整呼吸。
（2）吸气，左腿伸直不变，向后弯曲右腿，右脚跟尽量贴近右侧臀部，右脚背贴地。
（3）呼气，向上弯曲左腿，双手托住左脚后跟，胸部和腹部贴紧左大腿。
（4）深呼吸，双臂用力，慢慢抬起左小腿，直到左腿完全伸直，绷直脚背，目视脚尖，保持姿势20秒。
（5）慢慢放下左腿，伸直右腿，恢复初始姿势，休息片刻后，换另一侧重复。
（6）取任意舒适的坐姿，双手拍打腿部，放松全身。

2. 练习功效

（1）拉伸腿部肌肉群，消除萝卜腿和水肿现象。
（2）纠正腿骨变形，比如"X"形腿或"O"形腿。

（二）身印式

1. 练习方法

（1）坐姿，腰背挺直，双腿并拢向前伸直；手臂伸直，指尖放在膝盖上，眼睛注视着指尖的方向，做深呼吸。
（2）吸气，右膝弯曲，将右脚背放置于左大腿根部，脚心向上；保持腰背挺直,左右骨盆水平贴地,目视前方。

(3)呼气,身体缓慢向前倾,试着用双手抓左脚板;腹部收紧,尾骨下压,保持腰背挺直,眼睛注视左脚脚尖的方向,保持姿势3~5次呼吸的时间。

(4)再次呼气,身体继续向前弯曲,让身体尽量贴近左腿,下颌贴于左腿上;双手顺着地面向前滑动,在左脚前相握;腰背挺直,保持姿势两次呼吸的时间。吸气时慢慢收回身体,恢复到开始的姿势,换腿练习。

2. 练习功效

(1)按摩腹部,促进血液循环,消除胀气,预防便秘。
(2)纤细大腿,美化腿形。
(3)预防坐骨神经痛和腿部抽筋。

(三)侧躯单腿伸展式

1. 练习方法

(1)侧卧,自然呼吸。吸气,左手弯曲撑地,手掌托住头部,撑在左耳处;右手放在右大腿上,从侧面看,身体呈一条直线。
(2)呼气,右腿弯曲,右手去抓右脚脚跟,身体保持平衡,不要前后摇晃。
(3)吸气,向上拉右腿,使右腿尽力贴近体侧,双肩打开,腰背伸直,保持5~8次呼吸,感受右腿斜侧的拉伸。

2. 练习功效

(1)伸展腿部韧带和肌肉,美化腿部线条。
(2)充分伸展背部、髋部肌肉以及双腿后部肌肉群,消除腰腹部脂肪。
(3)促进消化吸收,保持轻盈体态。

第七章　其他瑜伽习练方法指导

瑜伽内容丰富多样，练习形式灵活多变。在瑜伽健身中，除了进行单一体式的练习外，还可以串联不同的动作进行组合练习、套路练习，以达到更好的练习效果。除此之外，双人瑜伽也是非常有趣又有效的练习方式，通过搭档练习还能增进友谊、巩固关系。对业余时间较少的办公室人群来说，利用办公室场地空间就地进行瑜伽练习也是不错的选择，可以缓解疲劳和其他不适。总之，瑜伽练习内容和形式多种多样，人们可根据自身实际情况进行选择。本章主要对上面提到的瑜伽组合、瑜伽套路、双人瑜伽以及办公室瑜伽等内容的习练方法进行分析，为人们进行有趣实用的瑜伽练习提供科学指导。

第一节　瑜伽组合习练

一、韦氏努式组合

韦氏努式组合的练习内容如图 7-1 所示。

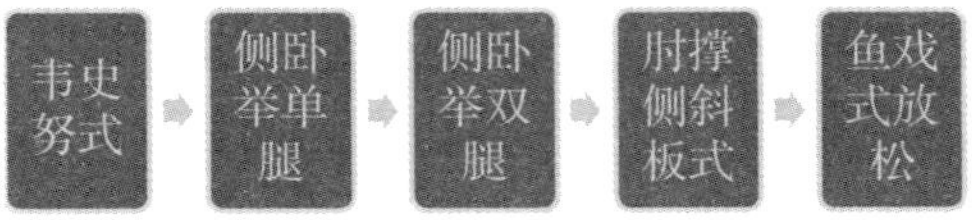

韦史努式 → 侧卧举单腿 → 侧卧举双腿 → 肘撑侧斜板式 → 鱼戏式放松

图 7-1　韦氏努式组合

(一)韦氏努式

（1）准备姿势：侧卧姿势，左臂屈肘至大小臂垂直，小臂和肘撑地，右手放在体前，手掌撑地。

（2）吸气，右腿向上抬起，右脚向上勾，脚掌朝上，体会左侧腰部肌肉收紧的感觉。

（3）呼气，脚尖绷紧，有控制地将右腿放下，重复5次。最后一次腿抬起后用右手抓握右脚，依然保持侧躺，防止从侧躺变成平躺，也就是右侧臀部不能着地，此时左臂肘关节一定要支撑住身体重心。保持这一姿势，做深长呼吸4次。

(二)侧卧举单腿

（1）呼气，右腿屈膝折叠，右侧小腿跨过左侧大腿，右脚置于身体前方。

（2）吸气，右腿伸展向上抬，体会右大腿内侧肌肉收紧的感觉。

（3）呼气，右腿落下屈膝，回到(1)，重复4次，最后一次右腿抬起后勾右脚，保持，自然呼吸3次。

（4）呼气，右腿落下。

(三)侧卧举双腿

（1）侧卧姿势保持不变，两腿并拢并充分伸直。

（2）吸气，同时向上抬起上两腿，体会左侧腰部肌肉收紧的感觉。

（3）呼气，两腿落下，重复4次，最后一次两腿抬起后保持不动，呼吸3次。

（4）呼气，两腿落下。

(四)肘撑侧斜板式

（1）左侧肘部支撑重心，右腿屈膝跨过左腿置于体前。

（2）吸气，向上提髋，左侧腰部肌肉收紧，举起右手充分伸展，目视右手指尖。深长呼吸3次。

第七章　其他瑜伽习练方法指导

（3）呼气，右手收回继续放在体前，髋收回，左臂伸直。

（五）鱼戏式放松

（1）从侧躺变为平躺，臀部提起，将双手放在臀下支撑臀部。
（2）吸气，向上挺胸，头向上向后抬至最大幅度，自然呼吸5次。
（3）呼气，还原平躺姿势，放松休息。
反方向重复以上各式。
练习功效：
（1）缓解背痛，预防疝气。
（2）促进骨盆血液循环，增进健康。
（3）对臀部、腰腹部和大腿部有燃脂瘦身的功效，塑造健康优美的线条。
（4）缓解身心疲劳和压力，促进免疫力的提升。

二、战士式组合

战士式组合的练习内容如图7-2所示。

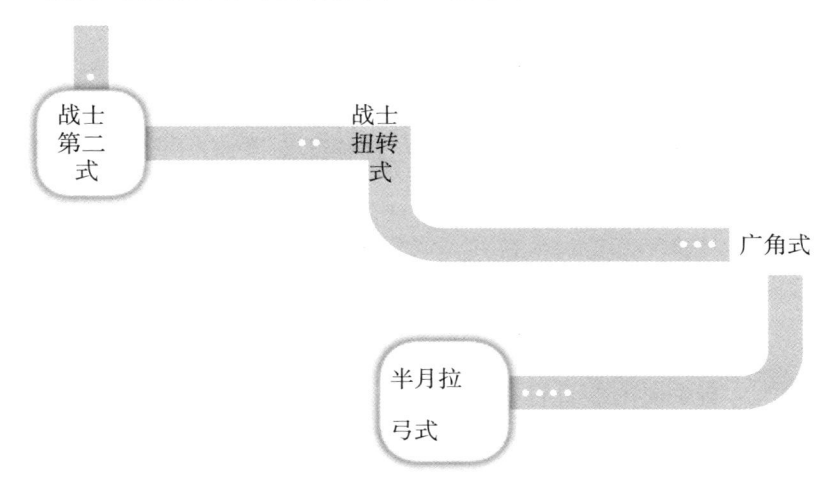

图7-2　战士式组合

（一）战士第二式

（1）两脚开立,脚间距约为肩宽的两倍。

（2）吸气,双手侧平举,手背朝上,左脚从脚尖开始向左旋转,上体顺势左转至髋关节正对前方,右脚脚尖内收,左臂由体侧平举变为体前平举,目视左手。

（3）呼气,左腿屈膝至大小腿垂直,膝盖不超过脚尖,上体挺直,右腿在体后蹬直,自然呼吸4次。

（二）战士扭转式

（1）腿的姿势不变,双手在胸前合十。

（2）深吸气,然后呼气的同时身体向前俯身弯腰,并向左后方转动,右肘贴着左大腿外侧,左右手臂的小臂保持在一条直线上,目视上方。呼吸5次,自然均匀地呼吸。

（三）广角式

（1）腿的姿势不变,向右转动上体,双手在胯下握住。向右侧转动胸部,目视上方,保持这一姿势,均匀呼吸4次。

（2）呼气,向左转体,左小臂放在左侧膝部支撑,右手经体后划圆至前上方充分伸展,均匀呼吸3次。

（四）半月拉弓式

（1）左手向下伸展,手掌触地支撑,右腿缓缓抬起屈膝90°,左腿支撑身体重心,右手向上伸直将右脚踝握住。保持这一姿势,呼吸5次。

（2）呼气时,慢慢放下右腿,以雷电坐作为最后的休息放松姿势。
反方向做上述动作。
练习功效：
（1）促进腿部肌肉力量的增强,使腿部肌肉更加紧致,塑造良好的肌肉线条。
（2）促进背部肌肉弹性的增强,使腰背疼痛、坐骨神经痛等症状得到缓解。

（3）培养注意力和敏锐的思维能力。
（4）促进血液循环，加快新陈代谢，快速排出体内废物。

三、鸽子式组合

鸽子式组合练习内容如图7-3所示。

鸽子飞翔式 → 鸽子斜拉式 → 鸽子式 → 鸽子扭转式

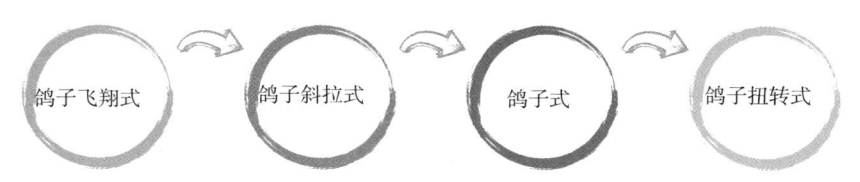

图7-3　鸽子式组合

（一）鸽子飞翔式

（1）雷电坐姿，双手放在膝盖上。
（2）左腿向后伸展，臀部坐在右侧小腿上，腰背挺直。
（3）吸气，双手在体侧平举。
（4）呼气，上体向后仰，目视上方，深长呼吸4次。
（5）吸气，上体直立。
（6）呼气，双手还原放在膝盖上。

（二）鸽子斜拉式

臀部坐在地上，左腿屈膝折叠，使小腿伸向髋部后面，右手从体后将左脚踝抓住，左手置于左膝处。目视右上方。均匀呼吸5次。

（三）鸽子式

（1）左臂环绕左小腿，两手在体前相扣，深长呼吸4次。
（2）呼气，手臂放松。

（四）鸽子扭转式

（1）右腿向后伸展，双手胸前合十。
（2）吸气，后背挺直。
（3）呼气，向右后方转体，左肘靠在右腿外侧，均匀呼吸3次。
（4）吸气，上体直立。
（5）呼气，双手放下，右腿向前屈膝恢复到雷电坐准备姿势。
反方向重复上述动作。
练习功效：
（1）消除大腿和腰部的赘肉，促进腰部柔韧性的增强，塑造良好的腰部线条。
（2）改善手臂形态，美化线条。
（3）增强腿部肌肉力量。
（4）促进脊柱弹性和髋关节灵活性的增加。
（5）促进循环系统机能的改善，对腹部器官起到按摩作用，促进腹部活动功能的增强。

第二节　瑜伽套路习练

熟悉单个瑜伽体式后，可以整套练习，并配合相应的呼吸法。在套路练习中要注意不同体式之间的衔接与过渡，整个过程中要集中注意力，使瑜伽练习成为移动的冥想。本节主要介绍几个比较初级的瑜伽套路练习方法。

一、热身套路

（一）呼吸预备式—仰卧手臂动作—单腿抱胸式—上伸腿式—卧扭转放松式

（1）仰卧，双腿屈膝，手臂放在体侧。身体放松，通过鼻子使用喉式（无

第七章 其他瑜伽习练方法指导

伽印式）调息法，即海洋式呼吸法来加长呼吸。

（2）双脚平放在地上，吸气，手臂向后抬起举过头顶。呼气，手臂向下回到体侧。

（3）双腿屈膝，双脚平放在地面上，吸气，手臂向后抬起举过头顶。呼气，把左膝盖抱向胸前。吸气，手臂向后举过头顶时脚重新放回地面，然后换腿。

（4）仰卧，抱双膝，一只手放在一侧的膝盖上。吸气，把手臂举过头顶，放到身体后面，宽度足够让肩部能舒服地连接到地面，双腿向上伸展，屈曲双脚（勾脚尖）。呼气，再次抱双膝，然后，双腿伸展，手臂向后，在最后一次呼气时抱膝放松。

（5）双手把双膝抱向胸前。

（6）吸气时双臂向身体外侧展开。接着呼气，向右侧扭转，双膝落到地面上。吸气抬起双腿回到中间；接着呼气，向左侧扭转。

（7）保持向左侧的扭转，吸气时向外充分展开双臂。呼气时右手放在左手上方，通过肩部进行伸展。

（8）吸气，右臂再次展开，然后保持在手臂展开的扭转姿势上，双脚抬起回到中间；呼气，向左侧扭转。抬起双腿回到中间，双手抱双膝。

（二）桥式—跪立太阳致敬式

（1）双腿屈膝，双脚分开平行，与髋关节同宽，舒服地靠近身体，手臂放在体侧。

（2）手臂向后抬起举过头顶，髋关节抬起，同时以脚底为基础作支撑，胸部朝下颌方向抬起。呼气，髋关节落地，手臂从头后方落下。桥式支撑，吸气，胸部伸展，接着呼气，朝脊柱方向收腹。最后一次呼气时，髋关节落下，手臂向下收回放在体侧，然后放松。

（3）双膝跪立，双手和肩关节成一条直线。做完全的跪立太阳致敬式。

（三）婴儿式—英雄式—跪立弓箭步—下犬式—向站式过渡

（1）以婴儿式开始，用双膝支撑，前额置于地面上放松。吸气，双手和双腿向上抬起，做到英雄式，挺胸，略微向上看。呼气，回到婴儿式，前额置于地上放松。

（2）双膝跪地支撑。左脚向前迈步，双手放在左膝上，髋关节前移。双手放在左大腿上，正好位于左膝上方，双臂伸直，挺胸，双肩朝背部向下放松,然后,身体重心向后移,换腿,右脚向前迈步,接着重复该体位。

(3)双手和双腿支撑。脚趾向下放平,用手作支撑时呼气,抬起髋关节,进入下犬式。然后双脚慢慢挪向手的方向,放松颈部。保持双腿稍屈膝,头部、颈部和上肩处于略微的紧张状态,用腿部力量支撑起身体,通过脊柱向上卷起至站立,最后抬头。

(四)山式—三角扭转伸展式—站立分腿前屈式—结束式

(1)站姿,双脚分开,与髋关节同宽,目视前方。吸气,手臂从体侧抬起举过头顶,掌心分开。呼气时手臂放下,下颌向胸部移动。

(2)双脚开立,双脚平行,双臂在体侧。吸气,手臂体侧平举。呼气,向右扭转身体,左手放在两脚间的地上,右手掌放在下背部正中间的骶骨上,同时向上看。吸气,背部抬起,通过双臂进行伸展,然后呼气,向左侧扭转身体,右手放在两脚间的地上,左手掌放在骶骨上。吸气,同时身体向后抬起,回到中间,通过双臂进行伸展。

(3)然后呼气,身体向前俯身,双手放到双脚之间。吸气,身体向上抬起,通过双臂进行伸展。呼气,双手胸前合十。保持向每侧的扭转和分腿体前屈的姿势。然后吸气,身体抬起回到中间,同时通过双臂进行伸展,接着呼气,双手胸前合十。

(4)双腿分开,双脚站在垫子前面。手掌放在胸前,注意呼吸随着胸部的起伏而调整。

上述热身套路中包含了瑜伽运动中许多有关身体的知识,而且有许多习惯动作的变化,反复练习,动作轻柔一些,保持顺畅自然的呼吸。

二、活跃套路

要使身体活跃,必须动起来。活跃套路由大姿势组成,要求动作以大幅度完成或大幅度转换,感受对自己身体的控制。

活跃套路动作:战士式—三角伸展式—下犬式—上犬式—下犬式—前屈伸展式—三角转动式。

练习方法:

(1)后腿一侧的髋部转动,同时保持前膝不动。手臂放低,与肩同高,重量落于肩胛骨中间。

(2)推直前腿,这一侧髋部像铰链一样转动,使身体转向地面,通过腹肌保持胸部和髋部与地面成直角。

（3）通过腹肌和后臀肌反转胸部，使之平行地面。双手按压地面，后腿踢直，与手成自然曲线。

（4）身体慢慢放低、下压，双脚贴地，髋部放低，胸部抬起，后背打开，双肩下沉。

（5）从腹部上抬，回到下压姿势，继续抬高腹部，同时分开双肩，向后上方推动臀部，一侧腿向前迈成弓步再伸直，然后另一侧腿重复。

（6）两侧动作都完成后向前迈步，脚跟下压，同时臀部提升。

（7）一手放在前脚旁边，另一只手向上伸直。利用腹肌向前腿扭转，通过下犬式、上犬式、下犬式，换成另一侧腿支撑。

三、力量套路

下面所介绍的力量套路看似依靠手臂力量，但真正动力却是轴心力量。做第一个姿势后，试着把身体重量放在背部和腹部上，不要用双肩或手臂去支撑身体。

（一）前伸展式—单手侧立平衡—战士第二式

（1）坐姿，两腿向前伸直，双手放于体侧，稍靠后。
（2）吸气，臀部和两腿慢慢离地，身体成一条直线。
（3）将头部向后侧放松，自然呼吸，呼气，身体回到起始位置。
（4）侧卧，右手撑地。
（5）吸气时慢慢伸直右臂以支撑身体。初级姿势可双脚着地练习。
（6）左臂向上伸直，与右臂成一条直线，目视左手，自然呼吸。
（7）直立，两腿并拢，手臂放于身体两侧。
（8）双脚分开，双臂侧平举，保持脚腕在手腕正下方，与地面平行。
（9）左脚稍向内转，右脚外转90°伸向外侧，左腿充分伸直，肌肉向上收紧，右脚跟与左脚弓保持在同一直线上。
（10）呼吸时右腿屈膝，大腿平行地面，目视右侧。还原后，重复另一侧。

（二）弓式—支撑眼镜蛇式

（1）俯卧，双臂靠体侧平放，掌心向上。
（2）屈膝，下巴贴地，吸气时屈腿，将小腿尽量收至臀部，双手向后，抓住双脚。

（3）深呼吸时尽量将躯干前后翘起，背部内凹拱起，向后抬头，同时用手抓住双脚向前拉，尽量抬高双膝。

（4）一面抓住双脚，一面上体慢慢放下来，回到地面，然后放开双脚，落回地面，头转向一侧，放松。

（5）俯卧，下巴贴地，放松臀部和腿，双手放在体侧。

（6）吸气，头和胸部向上抬起至最高点，自然呼吸。手臂不要用力，用背肌力量将身体向上挺起。

（7）双臂放于胸部两侧。

（8）手臂慢慢伸直支撑身体。

（9）双手撑地，头向后放松，自然呼吸。

（10）呼气时还原至婴儿式，头不动，先屈肘，从腹部开始慢慢向后回落到地上，臀部坐在脚后跟上，放松。

第三节　双人瑜伽习练

双人瑜伽由两个人共同练习，相互动作和呼吸保持协调，二人同心协力，达到良好的健身效果。共同练习的二人要向对方提供助力和能量，默契配合，加强交流互动，及时分享，要共同设计有趣的双人瑜伽动作，增加练习的趣味性和实效性。

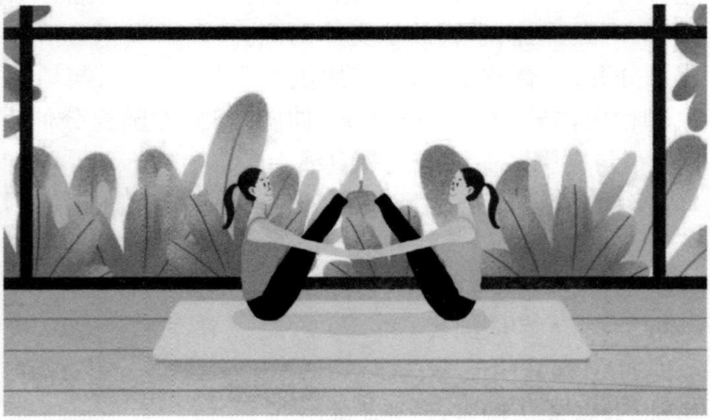

图 7-4　双人瑜伽

第七章　其他瑜伽习练方法指导

一、双人半脊柱扭转式

（一）练习方法

（1）面对面坐，左腿屈膝，右腿伸直，右手相握。
（2）吸气时，左手绕至体后，彼此双手交叉相握，感受脊柱的延伸，双眼看着对方。
（3）呼气时，身体缓缓转向左后方，目视左后方，自然呼吸5次。
（4）呼气时，慢慢还原。
（5）交换位置做反方向练习。

（二）主要作用

（1）增加脊柱的柔韧性。
（2）促进腿部、背部肌肉的增强，缓解腰部和背部的疼痛。
（3）双臂拉力按摩彼此肩背。

二、背部伸展与鱼式组合

（一）练习方法

（1）背靠背长坐姿，做鱼式的一方双腿屈膝。
（2）吸气时，两人双手臂向上抬起至耳侧。
（3）呼气时，两人始终后背紧贴，做背部伸展式的一方上体向前屈，鱼式一方躺在其后背上，抬头挺胸，臀部夹紧。保持，呼吸5次。
（4）吸气时，双人后背紧贴，还原至初始姿势。

（二）主要作用

（1）促进消化系统功能的改善和脏器健康。
（2）扩展胸部，提高深呼吸能力，对支气管炎有治疗功效。

（3）扩展背部,放松肩颈,缓解疲劳。

三、双人 V 形式

（一）练习方法

（1）坐姿,屈膝,收紧腹部,后背挺直,彼此双手相握。
（2）吸气时,单腿脚心相对,脚背绷直,慢慢伸直膝盖。
（3）再次吸气时,另一侧腿缓缓伸直,保持 5 次均匀呼吸。
（4）呼气时,单腿落下,还原准备姿势。
重复 2 次。

（二）主要作用

（1）促进腹肌的强壮和腹部多余脂肪的消除。
（2）促进肠胃消化,改善消化系统功能。
（3）塑造良好的臀部肌肉线条。

四、双人舞王式

（一）练习方法

（1）面对面站好,伸出一侧手臂,双手相握为支撑点。
（2）双人分别做舞王式。吸气时,握住伸出手臂的异侧腿脚踝。
（3）再次吸气时,向后向上伸展腿。双人合作找到平衡点,保持身体稳定。保持 5 次均匀呼吸。
（4）呼气时,腿落地,手放下。
（5）双人交换方向继续练习。

（二）主要作用

（1）使肩胛骨得到锻炼,胸部得到扩张。
（2）促进腿和脚踝的强健。

(3)促进脊柱血液循环。
(4)改善身体平衡性。

五、双人幻椅式

(一)练习方法

(1)背靠背站立,两脚开立同肩宽,脚尖向前。
(2)吸气时,双臂交叉,双手握拳,脊柱向上延伸。
(3)呼气时,慢慢蹲下,背部伸直,大腿平行地面,保持自然呼吸5次。
(4)吸气时,腿慢慢伸直。

(二)主要作用

(1)强健腿部肌肉,改善身体的平衡性。
(2)对不良体式有矫正作用。
(3)按摩心脏,促进脏器健康。

六、蛇式与幻椅式组合

(一)练习方法

(1)一人俯卧,另一人两腿分开,站在其后方。
(2)呼气时,站立者屈膝,身体前倾,将同伴双手握住。
(3)吸气时,站立者牵拉同伴手臂,俯卧者成蛇式,站立者成幻椅式。自然呼吸5次。

(二)主要作用

(1)强健腿部肌肉,改善身体的平衡性。
(2)对不良体式有矫正作用。
(3)练习蛇式的一方可以使脊柱更加柔软。

做上述双人瑜伽练习时，以下几点需要注意：

（1）共同练习的两人应该身高相当，瑜伽水平接近。

（2）高难度和造型好看的动作要视情况去完成，能力达不到或有危险时不建议尝试。难度和造型都不是最重要的。

（3）练习过程中相互交流，保证双方将同一动作做到相近的程度。

（4）每个人的动作、呼吸要协调，两人之间的动作和呼吸也要协调。每个人完成动作不仅要考虑自己是否舒适，还要考虑是否给另一方带来了不适，不能以个人动作为主。如果对方感觉不适或达不到像一样的动作程度，就要及时沟通和协调，并对动作位置、力量进行调整，一定要确保相互的顺利配合和良好适应。

（5）不能只追求趣味性而忽视实效，经过练习要达到实实在在的效果，如缓解压力、消除疼痛、愉悦身心等。

第四节　办公室瑜伽习练

在办公室长期保持一种姿势或长时间伏案工作，容易出现眼疲劳、肩周炎、颈椎病等健康问题，对此，建议办公室人群在连续工作较长时间后做一些放松性的瑜伽练习，以缓解疲劳和各部位的不适症状。因为办公室活动空间和器材设施有限，所以主要采用站姿或坐姿进行徒手瑜伽练习。本节主要介绍一些适合在办公室完成的瑜伽体式练习方法。

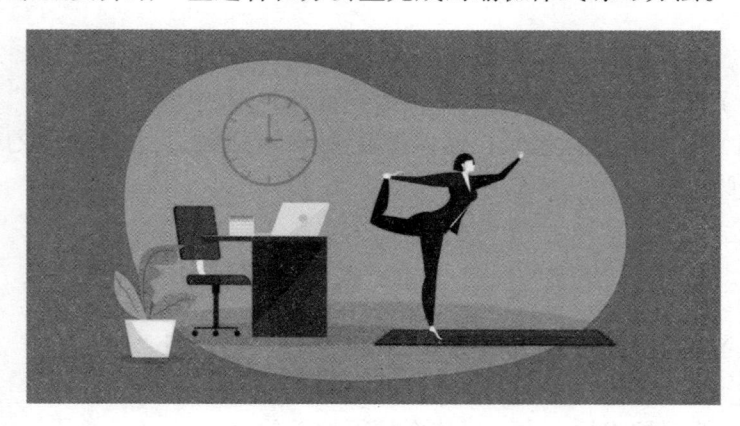

图 7-5　办公室瑜伽

第七章　其他瑜伽习练方法指导

一、抗忧减压式

（一）练习方法

（1）自然站立，脚并拢，双手自然落下，自然呼吸。
（2）右膝弯曲，右脚掌放在左大腿内侧，右膝外展，右手放在右膝上。
（3）双臂侧平举，掌心朝上。
（4）吸气，双臂向上高举，同时十指分开。
（5）呼气，还原。
两腿交替练习。

（二）主要作用

抗忧郁减压式能够使人更有精神，对焦虑和忧郁情绪具有预防作用，能够使精神压力得到有效缓解。练习过程中，下盘要保持稳定的状态。

二、眼部放松式

（一）练习方法

（1）坐在椅子前 1/2 的位置，眼睛合上，身体放松，排除杂念，保持 10 秒钟。然后两手食指竖起来并顶在一起，眼睛凝视拇指指尖，停留 10 秒钟，自然呼吸。
（2）右手右移，目视右手指尖而动，直到在不转头的情况下眼睛无法看到右手。左手按相同的方法重复一次。
（3）竖起的手指左右移动，目视手指，保持 10 秒。
（4）手放下，目视天花板 10 秒钟，目视地板 10 秒钟；然后上下交互重复 10 次，注意不要眨眼。
（5）双眼向右、下、左、上移动，转动 3 次；然后再向左、下、右、上方向移动，再转动 3 次。
（6）闭眼睛，身心完全轻松下来。

（二）主要作用

练习时，意念要在指尖上高度集中，想象从眼中产生能量。在移动眼睛时，头保持静止，在凝视时，眼睛不要不眨。这一动作有利于缓解眼睛疲劳。

三、缓解头痛式

（一）练习方法

（1）坐在办公桌前，腰背挺直，放松肩膀，双脚打开，收腹，双手放在桌上，掌心向上，均匀呼吸。
（2）呼气，低头，头慢慢放在手上，停留 10～15 秒。
（3）恢复基本坐姿，双手放在大腿上，调整呼吸。

（二）主要作用

手部与头部相抗的阻力对头部周围的肌肉群有良好的调节作用，能够使头部神经紧张感得到有效缓解，同时还可以使肩、背部肌肉得到放松。

四、椅上压头式

（一）练习方法

（1）在椅子上坐满 2/3 的位置，脊椎直立，均匀呼吸。
（2）吸气，右手扶在头一侧；呼气，头向右移动，拉伸颈部，左肩放松，自然呼吸。
（3）吸气，头还原。
左右两侧交替练习。

第七章　其他瑜伽习练方法指导

（二）主要作用

椅上压头式练习能够使颈部肌肉得到适当拉伸,使大脑充分休息,使工作中脊柱因长期向下弯曲而受的压力及两肩的紧张度得到有效缓解,让脖子更有立体感。

需要注意的是,在进行上半身小范围侧身运动时,脊柱必须保持直立挺拔的状态。

五、放松肩臂式

（一）练习方法

（1）站立,两臂侧平举。
（2）肘部弯曲,双手指尖搭放在肩头。吸气,向后向上打开双肩;呼气,含胸低头,肘尖相对。
（3）吸气,抬头,肘上抬,两臂尽可能在颈后相触。

（二）主要作用

放松肩臂式练习可以使因端坐时间过长而紧绷的脊柱、肩关节和膝关节等得到积极放松。通过拉伸肌腱,能调节后背上部肌肉,尤其是肩胛骨区域,使两肩关节酸痛和背部僵直的状态得到缓解,改善精神状态。

六、消除疲劳放松式

（一）练习方法

（1）坐在椅子上,并拢双腿,一手扶在同侧大腿上,一手放在腹部,下颌微收,伸直脊椎。
（2）腹放松,用鼻吸气,胸部用力扩展,使腹部鼓起,保持3～5秒钟。
（3）下颌放松,呼气,胸部放松,持续5秒。

（4）气呼尽后,屏息2秒。
反复练习。

（二）主要作用

消除疲劳放松式练习能够使身心紧张和疲劳状态快速消除,使人保持愉悦的心情。练习时,应集中注意力,均匀呼吸。

七、缓解腿脚酸麻式

（一）练习方法

（1）自然站立,双手扶住椅背或桌沿。
（2）吸气,脚跟抬起,保持5～10秒。
（3）呼气,脚跟还原,放松。
重复8～10次。

（二）主要作用

该练习能够使人的腿脚得到放松,有效促进腿脚疲劳的缓解,以便更加轻盈地走路。

八、身体能量汇集式

（一）练习方法

（1）双脚并拢,自然站立,双掌在胸前合十。
（2）吸气,脚跟慢慢向上提,同时吸气,保持片刻。
（3）呼气,脚跟还原,身体放松。

（二）主要作用

身体能量汇集式练习能够有效锻炼注意力,使体内能量汇集起来,保持内心的平静。

九、调节身体平衡式

（一）练习方法

（1）背对椅子而立，调整呼吸。
（2）向后抬右腿，右脚尖置于椅背上。吸气，双手上举，在头顶双手合十，同时收腹，大腿微用力。
（3）呼气，脚尖绷直，保持3~4个呼吸。呼气，身体和双手还原。两腿交替练习。

（二）主要作用

调节身体平衡式练习可以培养身体的平衡素质，同时还能锻炼注意力和免疫力。

参考文献

[1] 黄霞. 瑜伽健身功效与习练 [M]. 长春：吉林科学技术出版社，2021.

[2] 陈斐斐. 高校瑜伽健身指导研究 [M]. 长春：吉林人民出版社，2020.

[3] 于洪波，李静. 瑜伽健身 [M]. 大连：东北财经大学出版社，2013.

[4] 朱恺琳. 学校瑜伽教程 [M]. 广州：广东高等教育出版社，2012.

[5] 李少波. 大学瑜伽教程 [M]. 成都：四川大学出版社，2020.

[6] 刘曼罗. 瑜伽教程 [M]. 北京：中国电影出版社，2011.

[7] 杨正才，王晓瑛，柴学义，等. 瑜伽教程 [M]. 兰州：甘肃人民美术出版社，2008.

[8] 王娟. 大学健身瑜伽教程 [M]. 北京：北京理工大学出版社，2014.

[9] 朱恺琳. 学校瑜伽教程 [M]. 广州：广东高等教育出版社，2012.

[10] 郭健. 康复保健瑜伽 [M]. 长沙：湖南科学技术出版社，2010.

[11] 张晓梅. 健身享瘦塑形瑜伽 [M]. 北京：中医古籍出版社，2022.

[12] 美梓，张秀丽. 健身·享瘦·塑形瑜伽一本全 [M]. 北京：北京联合出版公司，2015.

[13] 窦丽荣，李泓. 瑜伽与形体礼仪教程 [M]. 东营：中国石油大学出版社，2018.

[14] 杨落娃，刘璐. 全民健身项目指导用书瑜伽 [M]. 长春：吉林出版集团有限责任公司，2010.

[15] 刘燕. 瑜伽技术指导 [M]. 长春：吉林摄影出版社，2017.

[16] 刘艳秋. 瑜伽健身指导 [M]. 长春：吉林大学出版社，2015.

[17] 汪小波. 大学生瑜伽健身指导 [M]. 北京：中国原子能出版社，2012.

[18] 范京广. 时尚健身瑜伽 [M]. 北京：北京体育大学出版社，2010.

[19] 邓壁娟. 时尚瑜伽 [M]. 福州：福建科学技术出版社，2006.

[20] 宋雯. 瑜伽教学与实践 [M]. 北京：北京体育大学出版社，2011.

[21] 林晓海. 天天瑜伽塑形美体 [M]. 青岛：青岛出版社，2017.

[22] 林晓海. 天天瑜伽减脂瘦身 [M]. 青岛：青岛出版社，2016.

[23] 胡娜. 瑜伽模块化教学教程 [M]. 重庆：重庆大学出版社，2020.

[24] 韩晔. 瑜伽教学 [M]. 哈尔滨：黑龙江教育出版社，2018.

[25] 罗秀敏. 瑜伽文化与教学研究 [M]. 北京：九州出版社，2017.

[26] 巢琳. 高校瑜伽课程研究与教学新探 [M]. 北京：中国书籍出版社，2017.

[27] 王嵘. 瑜伽运动教学与实践研究 [M]. 长春：吉林大学出版社，2016.

[28] 王燕军. 瑜伽基础理论学习与课程教学 [M]. 北京：光明日报出版社，2017.

[29] 吕翠英；【印】AmbeshTyagi. 瑜伽健身 [M]. 青岛：青岛出版社，2011.

[30] 刘硕，矫林江. 健康生活之办公室瑜伽 [M]. 北京：中国铁道出版社，2010.

[31]【以】埃亚勒·希弗罗尼,【以】奥哈德·纳克汤米；陈理，译. 师法自然 瑜伽习练与探索 [M]. 大连：大连理工大学出版社，2023.

[32]【印】默瀚. 纯粹瑜伽 印度瑜伽习练手册 [M]. 北京：中国青年出版社，2023.

[33]【以】奥哈德·纳克汤米,【以】埃亚勒·希弗罗尼；刘新彦，田喜腾，鲁马媚，译. 身心实验室 瑜伽习练与探索 [M]. 大连：大连理工大学出版社，2023.

[34] 杨中秀. 瑜伽教学理论与实践探究 [M]. 延吉：延边大学出版社，2023.

[35]【美】马克·斯蒂芬斯；许蕾蕾，吴荣华，李梓瑜，译. 瑜伽教学基本理论和技巧 [M]. 北京：中国华侨出版社，2020.

[36] 张彤. 山东省健身俱乐部瑜伽课开设现状及满意度研究 [J]. 体育视野，2021（20）：13-15.

[37] 王永娣，刘云. 株洲城区健身俱乐部瑜伽课程开设现状分析 [J]. 当代体育科技，2020,10（03）：182-183.

[38] 张雪. 试论高校瑜伽教学课程存在的问题及优化策略 [J]. 电大理工，2021（03）：73-75.

[39] 赵桑晴. 浅谈高校瑜伽教学课程存在的问题及优化策略 [J]. 当代体育科技，2017,7（20）：83-84.

[40] 欧东明.《薄伽梵歌》的"四瑜伽"学说 [J]. 南亚研究季刊, 2002（02）: 61-66.

[41] 吴蔚, 余鹰. 瑜伽教学的原则和方法 [J]. 重庆工学院学报（社会科学版）, 2008（06）: 177-178+184.

[42] 陈丽霞. 健身瑜伽对改善中年女性形态和提高柔韧性效应的实验研究 [J]. 解放军体育学院学报, 2004（04）: 107-109.

[43] 高秋平. 瑜伽独特健身功效研究 [J]. 大庆师范学院学报, 2007（02）: 37-140.

[44] 陈小英. 论瑜伽的健身价值及其市场化探讨 [J]. 广州体育学院 2010, 30（02）: 112-115.

[45] 段铸晟, 许传坤. 中国健身瑜伽社会化发展的治理架构与治理对策研究 [J]. 吉林体育学院学报, 2022, 38（03）: 1-8.

[46] 许燕文. 郑州市健身俱乐部瑜伽运动开展现状与对策研究 [D]. 牡丹江师范学院, 2020.

[47] 刘兰娟. 全民健身视域下的瑜伽发展研究 [D]. 上海体育学院, 2017.

[48] 范美艳. 吉林省高师体育教育专业开设瑜伽课的可行性研究 [D]. 东北师范大学, 2006.

[49] 张文豪, 陶宁飞, 贾凤阳. 健康中国背景下健身瑜伽可持续性发展的现实困境与推进策略 [C]// 国际班迪联合会（FIB）, 国际体能协会（ISCA）, 澳门体能协会（MSCA）, 中国班迪协会（CBF）, 中国无线电测向和定向运动协会（CRSOA）.2023 年首届国际体育科学大会论文集, 2023: 4.